RAPPORT

AU CONSEIL SUPÉRIEUR DE SANTÉ

SUR

LE CHOLÉRA-MORBUS

PESTILENTIEL.

Chez l'Auteur, place Vendôme, n° 8.

Treuttel et Wurtz, Libraires, rue de Bourbon, n° 17.

Rey et Gravier, Libraires, quai des Augustins, n° 61.

Renard, Libraire, rue Sainte-Anne, n° 71.

RAPPORT

AU CONSEIL SUPÉRIEUR DE SANTÉ

SUR

LE CHOLÉRA-MORBUS

PESTILENTIEL,

LES CARACTÈRES ET PHÉNOMÈNES PATHOLOGIQUES DE CETTE MALADIE, LES
MOYENS CURATIFS ET HYGIÉNIQUES QU'ON LUI OPPOSE, SA MORTALITÉ,
SON MODE DE PROPAGATION ET SES IRRUPTIONS DANS L'INDOUSTAN,
L'ASIE ORIENTALE, L'ARCHIPEL INDIEN, L'ARABIE, LA SYRIE, LA PERSE,
L'EMPIRE RUSSE ET LA POLOGNE ;

Par Alex. MOREAU de JONNÈS,

Membre et Rapporteur du Conseil, Officier supérieur d'État-Major, Membre
correspondant de l'Académie des Sciences de l'Institut de France, de la
Société centrale d'Agriculture, des Académies de Stockholm, Turin,
Bruxelles, Madrid, Lyon, Dijon, Rouen, Bordeaux, Strasbourg, Nancy,
Mâcon, Nantes, Tours, Marseille, Liège, New-York, la Havane ; de la
Société médicale d'émulation, du Cercle médical, de la Société de Méde-
cine de Bordeaux, etc.

PARIS,

IMPRIMERIE DE COSSON,

RUE S. GERMAIN-DES-PRÉS, N° 9.

1831.

TABLE DES MATIÈRES.

DEUXIÈME PARTIE.

ITINÉRAIRE ET PRÉCIS HISTORIQUE DES IRRUPTIONS DU CHOLÉRA-MORBUS PESTILENTIEL.

———

FIN DE LA TABLE DES MATIÈRES.

RAPPORT

SUR

LE CHOLÉRA-MORBUS

PESTILENTIEL.

———

Parmi les grands événemens du dix-neuvième siècle, et au premier rang des calamités publiques dont les annales du globe conservent le souvenir, on doit placer le fléau destructeur connu sous le nom de choléra-morbus. Depuis la peste noire qui ravagea, il y a quatre cents ans, presque toutes les régions de notre hémisphère, aucune contagion ne s'était encore répandue aussi rapidement, et n'avait semé, parmi tant de peuples divers, la terreur et la mort.

Les contrées parcourues, par cette formidable maladie, dans le court espace de quinze ans, sont tellement vastes et nombreuses qu'il est déjà long et difficile de tracer l'itinéraire de ses progrès, et de montrer par quelle suite d'irruptions son germe meurtrier a été porté d'une extrémité à l'autre de l'Asie, et a pénétré, à travers l'empire russe, jusqu'aux bords de la Vistule.

Une tâche non moins laborieuse est celle de déterminer, d'après des témoignages certains, quels sont ses caractères pathologiques, les conditions de son existence, les moyens curatifs et hygiéniques qu'on lui oppose, son mode de propagation, et les circonstances qui favorisent sa transmission d'un individu à un autre, son importation à de grandes distances, et sa communication par les relations sociales.

Les recherches suivantes embrassent cette double série d'importantes questions. Elles ont pour objet de décrire la maladie et d'en donner l'histoire.

Chargé depuis treize ans, en qualité de rapporteur de la Commission sanitaire centrale et du Conseil supérieur de santé, de recueillir les faits qui peuvent faire connaître la nature du choléra pestilentiel, sa marche, ses progrès et les moyens de les arrêter, je me suis efforcé de surmonter les obstacles qui s'opposent au succès

de cette investigation , tels surtout que l'éloignement des régions ravagées par la maladie, leur
immense étendue et l'imperfection de leur état
social. Dans huit rapports faits au Conseil supérieur *, et dans dix mémoires lus à l'Académie
des sciences, j'ai rendu compte des irruptions de
ce fléau, dans les pays de l'Asie et de l'Europe
qu'il a désolés. Le conseil a désiré que je rassemblasse ces matériaux, et que je pusse les compléter. Pour remplir ce devoir, j'ai consulté les
archives, les journaux, les documens officiels
des pays qui ont été ravagés par le choléra; j'ai

---

* 1820, 10 décembre. Rapport à la commission sanitaire centrale
sur le choléra-morbus de l'île de France et de Bourbon. Paris, 1821,
in-8°. Migneret.

1820, 25 décembre. Rapport sur l'irruption de cette maladie dans
l'Inde.

1823, 11 décembre. Rapport au conseil supérieur de santé, sur l'irruption du choléra en Syrie. Paris, 1824, in-4°. Imprimerie royale.

1824, 26 juin. Rapport au Conseil sur les progrès de la même irruption et sur les moyens d'en préserver l'Égypte.

1824, 20 juillet. Rapport au Conseil sur l'irruption du choléra à
Astrakhan, en Russie. (*Revue Encyclopédique.*)

1826, 25 février. Rapport général fait au Conseil sur la marche et
les progrès du choléra dans les différentes régions de l'Asie.

1830, mars. Rapport général sur les progrès des maladies pestilentielles pendant l'année 1829, dans lequel est signalée l'irruption du
choléra à Orenbourg. (*Revue Encyclopédique.*)

1830, 13 novembre. Rapport au Conseil supérieur sur l'irruption
du choléra dans les provinces orientales et intérieures de l'empire
russe. Paris, 1831, in-8°.

interrogé les voyageurs et leurs ouvrages, les
fonctionnaires et leurs actes, les médecins et
leurs dissertations, sur les questions controver-
sées. La plupart des matériaux que j'ai réunis
sont singulièrement rares, plusieurs sont tout-
à-fait inédits, presque tous sont écrits en langues
étrangères; et aucun de ceux-là n'est encore tra-
duit en français. Il en est qui appartiennent à la
correspondance des consuls de France, dans
l'Orient et en Russie, et d'autres qui font partie
de l'enquête instituée en 1823 dans le Levant,
d'après un programme que je dressai, et que le
Conseil supérieur revêtit de son approbation.
Je dois de nombreuses communications à la
bienveillance de différentes autorités et à l'affection de plusieurs savans français ou étrangers. J'ai reçu de la cour des Directeurs de la
compagnie des Indes le rapport officiel du bureau médical de Madras, rédigé par W. Scott.
Le respectable Gilbert Blane, premier médecin
du roi d'Angleterre, m'a envoyé le rapport du
bureau médical de Calcutta, par James Jamieson; et le hasard m'a procuré celui du bureau
médical de Bombay, par le judicieux docteur
Taylor. J'ai pu lire et comparer les mémoires,
traités ou dissertations des médecins anglais
Corbin, Boyle, Orton, Jukes, Ainsly, ceux des
médecins français Deville, Angelin, Kéraudren,

et ceux des médecins russes des facultés de Moscou et de Pétersbourg, notamment les observations du sage docteur de Loder, médecin de l'empereur à Moscou, pendant le désastre de cette ville. J'ai obtenu des renseignemens précieux du comte Touguéneff, ancien ministre de l'instruction publique en Russie ; et j'ai eu l'honneur de correspondre sur la question de la contagion, avec le comte Zakrewski, ministre de l'intérieur de cet empire, chargé de l'exécution des mesures sanitaires prises lors de l'irruption du choléra dans les vingt-neuf provinces qui en furent infectées. Enfin, M. W. Bathurst, secrétaire du conseil privé de la Grande-Bretagne, a bien voulu seconder mes efforts, et me faire part des résultats de la mission du docteur Walker, médecin anglais envoyé à Moscou par le gouvernement britanique pour observer le choléra-morbus.

Malgré l'avantage de ces communications importantes, et celui que me donne une longue et triste expérience des contagions exotiques, je suis loin de me flatter d'avoir fait un tableau complet de ce fléau, et de m'être défendu contre toute erreur dans son histoire et dans la description de ses phénomènes. Mais j'ai dû céder, en me chargeant de ce travail, à la conviction de sa nécessité ; j'ai dû craindre que des hommes plus capables de l'exécuter manquassent des moyens de le faire ou de la persévérence opiniâtre qu'il exigeait ; j'ai dû redouter surtout que, dans ses progrès menaçans, le choléra pestilentiel ne pénétrât au milieu des populations européennes qui ignorent encore ses symptômes, sa nature contagieuse, et ce qu'enseigne l'expérience pour le combattre ou lui échapper. Mes prévisions, hautement exprimées il y a plus de douze ans, ne sont que trop justifiées par l'événement funeste de l'arrivée de la maladie sur les bords du Pruth et de la Vistule, à deux mille lieues du pays de son origine. Si, par une faveur inespérée de la providence, cette terrible calamité ne s'avance pas plus loin, ces recherches feront connaître à quels périls était exposée l'Europe occidentale ; et l'autorité des faits qu'elles révéleront pourra, peut-être, en conjurer le retour. Si la contagion poursuit, au contraire, son cours désastreux, l'exemple de l'Égypte en 1824, et celui de Sarepta en 1830, me permettent l'espoir que les conseils qui sortent de ces pages, pourront préserver quelques cités de ses désastres, ou sauver du moins quelques familles exposées au péril de ses effets meurtriers.

CHAPITRE PREMIER.

Caractères et Phénomènes pathologiques.

Oɴ possède des descriptions détaillées et nombreuses du choléra pestilentiel faites en présence de la maladie par des médecins distingués, qui ont eu des occasions multipliées de l'observer au Bengale, à la côte Coromandel, à la côte Malabar, en Perse, en Syrie, aux îles de France et de Bourbon, et récemment dans les provinces de l'empire russe. Ces descriptions ont pour base une foule d'autopsies cadavériques et de recherches médicales exécutées avec courage, persévérance et habileté. On peut dire avec certitude que peu de maladies ont été l'objet de plus de nécropsies et d'investigations cliniques; et cependant il faut avouer qu'il n'en est point dont les causes soient plus obscures et les remèdes plus impuissans.

Le symptôme principal du choléra consiste dans des vomissemens et des déjections d'un fluide aqueux, sans saveur et sans odeur.

Ces évacuations sont ordinairement précédées d'un sentiment de plénitude et de douleur dans l'estomac, gonflement de l'abdomen, envie pénible d'aller à la selle; elles sont accompagnées d'oppression, constriction du cœur, soif et chaleur interne. Les symptômes qui suivent ou qui ont lieu en même temps sont des crampes violentes commençant aux doigts et aux orteils, s'étendant aux poignets et aux avant-bras, aux jambes, aux cuisses, à l'abdomen et à la partie inférieure du thorax.

Concurremment avec ces signes, il y a diminution uniforme de l'action du cœur et des artères; affaissement du pouls aux poignets et aux tempes jusqu'à un degré où il devient imperceptible; respiration laborieuse, embarrassée, avec soupirs et inspirations entrecoupées; apâlissement et refroidissement du corps par l'effet du mouvement du sang, qui se retire vers les grandes cavités; sueurs froides; nuance plombée, bleuâtre, pourpre et livide de la peau ; figure effarée, abattue, consternée ; yeux fixes, vitrés, enfoncés dans leurs orbites, environnés de cercles noirs ; lèvres pourpres ou livides ; ongles d'une teinte bleue ; bouche sèche et aride ; langue blanche ou bleuâtre, tremblante ; voix basse et dure.

Il y a soudainement une grande prostration des forces ; les mains tremblent ; l'action volontaire des muscles devient vacillante et incertaine ; le malade ne peut marcher ou se tenir debout sans assistance ; il devient faible comme un enfant, et tombe, s'il n'est soutenu, comme l'homme plongé dans une profonde ivresse.

Dans les individus d'une constitution faible, ou lorsque la maladie est d'une extrême violence, le terme de la vie survient bientôt. Il n'y a aucun retour de la circulation ni de la chaleur animale. Les spasmes, les vomissemens et les autres évacuations se renouvellent fréquemment. La soif est continuelle et inextinguible ; l'affaiblissement progressif et rapide ; le malade est froid comme un cadavre ; il cesse de vivre par degrés insensibles, ou bien une suite de spasmes l'emportent quelquefois au bout d'une heure, mais plus souvent après quatre, six ou douze heures de maladie.

Il y a beaucoup de variétés dans la rapidité,

l'ordre et les effets des symptômes, qui semblent différer selon que le virus est plus ou moins concentré, ou selon la constitution des individus. Les vomissemens sont les plus fréquens et les plus prompts, puis les évacuations alvines, ensuite les crampes et les spasmes. Souvent, néanmoins, cet ordre est renversé : ou tous ces symptômes sont simultanés, ou bien leur développement est prévenu par la mort, et il n'en paraît aucun; l'homme atteint de la maladie tombe comme s'il était frappé par la foudre, et il expire à l'instant.

Le fluide des déjections est aqueux, transparent, blanchâtre ou légèrement cendré. Quelquefois il est vert, obscur, comme une infusion de thé, viscide, mêlé de mucus; et sa saveur est acide. Dans quelques exemples très-rares, il a été vomi de la bile ; mais l'absence de cette sécrétion dans toute l'étendue du canal alimentaire est l'un des caractères spéciaux de la maladie. La quantité des éjections est prodigieuse; elle semble plus grande que celle de toute la masse des fluides du corps humain.

Les spasmes sont extrêmement violens, et causent une torture insupportable; celui qui les éprouve peut à peine être contenu par quatre à cinq personnes.

Quand l'attaque du mal est repoussée par la

force de la vie, ou quand elle cède à quelques
moyens curatifs les plus simples, les symptômes
diminuent promptement de violence. Un sommeil profond, une forte transpiration, sont les
signes d'une crise heureuse. Une légère faiblesse,
l'action irrégulière des intestins, une évacuation
de bile, complètent la guérison. Quand l'invasion a eu plus d'intensité, le rétablissement est
long et difficile, accompagné de débilité dans les
organes, de paralysie de la vessie, de dyssenterie
ou d'une hydropisie incurable.

L'autopsie cadavérique a fait reconnaître ce
qui suit :

Tout le canal intestinal est pâle, mollasse,
enflé d'air, et rempli d'une quantité étonnante
de fluide blanchâtre ou trouble. L'estomac est
contracté ; sa substance dure et fréquemment
épaissie ; sa capacité vide ou remplie d'un fluide
de couleur et de consistance très-diverses, clair
ou grumeleux, blanc, vert ou noir. Des ulcé-
rations ou des taches rouges se trouvent parfois dans sa membrane ainsi que dans les intestins.

Le foie présente des congestions, des in-
flammations, et une couleur plus sombre qu'à
l'ordinaire.

Les autres organes nécessaires à la vie semblent n'avoir éprouvé aucune altération, notam-

ment le cerveau; ils paraissent du moins n'avoir été affectés que sympathiquement.

La particularité la plus frappante de l'état des organes internes est l'existence, dans le canal alimentaire, d'une substance argileuse qui semble déposée par le fluide trouble dont il est rempli, et qui tapisse, pour ainsi dire, sa surface. Cette substance est en une telle quantité que, entraînée au dehors par les déjections, elle demeure comme un épais sédiment terreux sur le drap dans lequel le corps est enveloppé, quand la partie aqueuse du fluide s'est écoulée à travers. Ce singulier produit, sur lequel nous avons vainement cherché à obtenir d'autres particularités, ne caractérise pas moins le choléra pestilentiel que ne le fait, pour la fièvre jaune, la matière du vomissement noir.

Les médecins des armées britanniques dans l'Inde ont recueilli, dans leur pratique immense, les observations dont on s'est servi pour cette description, et c'est la collection de faits qui est appuyée des témoignages les plus nombreux et les plus décisifs. Il importe toutefois de puiser à d'autres sources, et de montrer que le choléra, transporté à deux mille lieues du pays de son origine, se montre avec les mêmes symptômes.

Lorsqu'en 1822 cette maladie ravagea la Perse, elle fut décrite par le docteur David Makertienne,

qui résidait à Téflis; son mémoire, publié en arménien sous l'autorité de l'archevêque Narsès,
n'est pas connu en Europe. L'auteur, y résumant
les observations faites dans sa pratique pendant
l'irruption qui venait d'avoir lieu en Perse, dit que
le choléra s'annonce par des douleurs à l'épigastre
et spécialement au nombril; presque aussitôt sur-
viennent des vomissemens et des selles qui con-
tinuent jusqu'à exténuation. Les déjections sont
d'abord des matières alimentaires, et ensuite un
fluide albumineux, plus ou moins viscide, dont
la quantité est si grande qu'il semble formé de
tous les fluides du corps attirés dans le système
digestif par l'irritation violente qui s'y établit.
Les symptômes secondaires sont : la diminution
du pouls, qui est à peine sensible, l'injection des
yeux, le refroidissement des extrémités, l'élévation de température du ventre, la prostration
des forces. Si des secours prompts et appropriés
ne réussissent pas à soutenir la vie, la mort arrive au bout de quelques heures.

L'auteur admet une seconde variété, dans
laquelle la maladie débute par des crampes et
des tiraillemens dans les membres. Des douleurs
aiguës se font sentir dans les mains, surtout
dans les doigts, dans les pieds, et plus encore
dans le gras de la jambe. Le vomissement et la
diarrhée se joignent à ces symptômes au bout

de quelques heures, ou seulement après un jour
ou deux; ils sont moins opiniâtres que dans la
première variété, et laissent conséquemment
quelque espoir de sauver le malade. Mais, dans
tous les cas, on retrouve la même abondance de
fluide aqueux constituant les déjections, le même
affaissement du pouls, le refroidissement des
extrémités et l'élévation de température de la
région épigastrique, la sueur froide et glacée
des membres, l'extinction de la voix, et une
telle rapidité dans les progrès du mal qu'un re-
tard de quelques heures seulement dans l'intervention des secours suffit pour rendre nul tout
moyen curatif.

Les recherches faites en Syrie par M. Angelin,
chirurgien de la marine, coïncident avec celles
de M. Guys, consul du roi à Tripoli; elles ne
diffèrent en rien d'essentiel des observations du
docteur Makertienne en Perse, quoiqu'elles n'admettent qu'une seule espèce de maladie, modifiée sans doute, comme toutes les contagions,
par la constitution des individus, l'ensemble
plus ou moins complet des circonstances favorables à la propagation des principes délétères,
et vraisemblablement aussi la quantité absolue
ou relative de ce principe, ainsi que son mode
d'absorption par les organes cutané et pulmonaire.

D'après les investigations de M. Angelin, faites dans les ports de Syrie, pendant la campagne de la corvette *l'Active* dans le Levant, la maladie se manifeste tout à coup, sans aucun signe précurseur, par une douleur aiguë, déchirante atroce, dans la région épigastrique ; il survient presque aussitôt des vomissemens et des déjections. La prostration des forces est subite, la figure décomposée, la sueur froide, le pouls à peine sensible ; et l'on cite plusieurs cas d'hémorrhagie nasale, comme dans la fièvre jaune et la peste. Tous ces symptômes se succèdent avec une rapidité si grande qu'on a vu des personnes périr en trois heures, et passer, dans ce court intervalle, d'une santé florissante à l'état d'un cadavre en décomposition. Cependant le capitaine du port de Lataquié assure qu'il était rare, pendant l'irruption qui désola cette ville, que les malades succombassent avant qu'il se fût écoulé sept, dix ou même vingt-quatre heures après les premiers symptômes perceptibles de l'invasion.

Plusieurs témoignages se réunissent pour établir que, dans chacune des irruptions qui ont eu lieu en Syrie de 1821 à 1824, l'intensité de la maladie fut constamment la même, et ne varia ni selon les époques, ni selon les endroits infectés ; ses symptômes offrirent invariablement

2

la même violence depuis le commencement jusqu'à la fin de chaque irruption.

Les préjugés populaires s'opposant dans les
contrées orientales à l'ouverture des cadavres,
on ne possède point de description autopsique
qui fasse connaître l'action exercée sur les organes intérieurs par le choléra pestilentiel pendant ses irruptions en Perse et en Syrie; mais
les progrès de cette maladie dans les provinces
de l'empire russe nous permettent de compa-
parer les effets produits par le même fléau, sur
les parties internes du corps humain, dans des
régions séparées par une distance de près de
deux mille lieues.

Dans l'irruption du choléra à Astrakhan, pendant l'automne de 1823, l'autopsie des individus
que cette maladie fit périr offrit les caractères
suivans : Amas considérable de sang noir et caillé
dans le crâne et les artères méningées; sérosité
abondante dans les ventricules du cerveau;
épanchemens considérables de sang dans les
poumons qui, à l'extérieur, paraissent sains ;
accroissement volumineux du cœur, dont la substance avait peu de cohésion; légère inflammation de la surface interne de l'estomac qui était
vide; inflammation très-vive des gros intestins et
des intestins grêles; sang coagulé dans la rate
et dans le foie qui étaient distendus.

Pendant le cours de la maladie, les symptômes furent communément ainsi qu'il suit, tant à bord de la flotte russe, dans la Caspienne, que parmi les habitans d'Astrakhan. Vomissement violent et déjections alvines d'un flux séreux prodigieusement abondant ; crampes douloureuses, poignantes, atroces, dans les membres; resserrement de la poitrine et du bas-ventre; anxiété, soif ardente, agitation, tremblement continuel, refroidissement du corps, cessation des battemens du cœur et du pouls, coloration de la peau en brun foncé; suspension de la circulation du sang qui refuse de couler quand on ouvre les veines; conservation des facultés mentales, ce qui permet aux malades de répondre avec justesse aux questions qu'on leur fait. Cessation de la vie quelques heures après l'invasion.

Le choléra s'est montré avec des symptômes identiques pendant l'irruption de 1830. Il est vrai que deux phénomènes pathologiques entièrement nouveaux ont été signalés; mais des doutes très-forts s'élèvent contre leur existence. L'un est la découverte de polypes, qui, au rapport de plusieurs médecins russes, se trouvent constamment des deux côtés, dans le centre des enveloppes de la moelle épinière. L'autre est l'absence d'acide acétique libre, dans le sang des individus infectés, et la présence de cet

acide dans les excrétions, qui en contiennent
une quantité correspondante à celle manquant
dans le sang. Cette découverte résulte des ana-
lyses chimiques de M. Hersmann, qui posséde
en Russie la réputation d'une grande habileté
dans ces opérations; mais l'existence de l'acide
acétique libre dans le sang humain, est un fait
nouveau contesté par les plus savans chimistes
de la France, d'après un ensemble de preuves
qui le rendent au moins douteux.

Les résultats de l'autopsie cadavérique et de
l'examen général des symptômes de la maladie
permettent de conjecturer que l'estomac et les
petits intestins sont le siége de l'action morbide.
C'est constamment l'estomac qui est la première
partie affectée, et ensuite les entrailles. La diminution de l'action du cœur, la suspension des
sécrétions, et même l'état du foie et celui du
crâne semblent être seulement les conséquences
des phénomènes qui ont lieu primitivement
dans les organes de la digestion; les crampes et
la contraction paraissent en être les suites; on
sait qu'elles sont fréquentes dans les entérites et
les gastrites, et qu'on observe souvent le tétanos
et les spasmes des extrémités, parmi les symptômes de l'action qu'éprouve l'estomac dans les
cas d'empoisonnement par l'arsenic, le sublimé,
l'acide nitrique, ou par un usage excessif de

liqueurs alcooliques d'une nature dangereuse. Il y a certainement une analogie frappante entre les symptômes du choléra pestilentiel, notamment son action sur l'estomac ou les intestins, et les lésions violentes que produisent, dans les mêmes organes, les poisons qui y sont introduits.

Nous n'avons point appris que dans aucun pays, on ait soumis à des recherches chimiques les parties qui sont le siége de la maladie, ni qu'on les ait examinées soigneusement avec le secours du microscope. Des motifs que nous ne pouvons déduire ici nous donnent quelque lieu de croire qu'on obtiendrait de ce dernier moyen d'exploration des notions importantes; et nous n'hésiterions pas à le recommander, s'il n'exposait au plus grand péril les hommes habiles et dévoués qui, seuls, peuvent l'employer avec succès.

En suivant, dans un grand nombre d'irruptions, les phénomènes du choléra pestilentiel, on remarque quelques particularités dans le mode d'action de son principe morbifique.

Les femmes et les enfans sont moins exposés que les hommes à prendre la maladie, et lorsqu'ils l'ont contractée, ils y échappent plus facilement.

Quand le choléra reparaît dans un lieu qu'il a

déjà visité, ses effets meurtriers sont moins éten-
dus, et sa propagation est plus limitée que dans
la première irruption ; et, si l'on excepte quelques cas rares ou douteux, il n'attaque pas deux
fois le même individu, malgré la réunion des
mêmes circonstances qui l'ont déjà soumis à l'infection.

En voyant, dans l'Indoustan, les indigènes
bien plus souvent atteints que les Anglais par
le choléra pestilentiel, les médecins des armées
britanniques crurent que les premiers étaient
plus exposés que les seconds aux effets de la
maladie, à cause de leur constitution faible et
de leur mauvais régime. L'histoire des irruptions qui ont eu lieu en Russie et en Syrie ne
confirme point cette opinion. D'après le témoignage oculaire de MM. Guys et Regnault, ce
sont, comme dans les autres contagions, les
hommes forts, les tempéramens les plus robustes qui courent le plus de dangers. Les gens
sobres, se nourrissant de végétaux, évitant toute
espèce d'excès et ne faisant usage d'aucun ali-
ment d'une nature stimulante, ont paru plus
souvent épargnés par la maladie que les autres
habitans; mais ces circonstances se retrouvent
également dans les irruptions de la peste et de la
fièvre jaune, et elles sont expliquées par le
moindre degré d'excitabilité des systèmes d'or-

ganes qui servent à l'absorption du principe contagieux. On a remarqué partout qu'il y avait beaucoup plus de chances favorables pour les personnes des rangs élevés que pour les dernières classes de la population, d'échapper à la maladie, même en résidant dans une ville qu'elle ravage. Il est pareillement prouvé que les hommes oisifs, sédentaires y sont moins exposés que les voyageurs et les artisans. On trouve la raison de ces anomalies dans le nombre plus ou moins grand des chances d'infection, qui correspond à celui des communications, dans un lieu où le germe de la contagion est disséminé. Si les Indous sont plus souvent attaqués que les Anglais par le choléra, ce n'est donc pas parce que leur constitution est plus débile, mais bien plutôt parce qu'ils communiquent sans réserve avec des individus infectés. On peut croire aussi que la nudité de leur corps les expose davantage à l'action immédiate du principe contagieux dont l'absorption est déterminée par leurs ablutions multipliées qui doivent exercer une action analogue à celle de la fraîcheur des nuits.

On avait cru d'abord que le choléra éprouvait quelques modifications par la différence des races d'hommes soumis à ses ravages; mais on n'a pas tardé à s'assurer que cette opinion était une erreur. Après avoir assailli indifféremment, dans

l'Asie orientale, l'Indou, le Malais, le Chinois,
l'Européen, il a pareillement exercé sa fureur,
dans l'Asie occidentale, sur l'Arabe, le Persan,
le Syrien, le Juif, le Turc et le Russe. Dans
quelques cas, s'il a semblé épargner de préférence une classe d'habitans, les causes n'en sont
point demeurées incertaines; on les a trouvées
dans l'ensemble des circonstances qui éloignaient
du danger des communications les hommes que
la maladie paraissait respecter. Les Francs s'é-
tant tous renfermés dans leurs demeures pendant l'irruption de la maladie dans les villes de
la Syrie, aucun d'eux n'en fut atteint. Plusieurs
au contraire en furent victimes en Perse et dans
la Mésopotamie où nulle précaution ne fut prise
pour se garantir de ce fléau; et c'est à cette fatale insouciance qu'est due la perte de l'un des
plus savans archéologues de l'Orient, le consul
anglais Rich, qui mourut à Schiraz, le 5 octobre 1821. On remarqua en Syrie que les Turcs
furent, de tous les habitans, ceux que la maladie
attaqua en plus grand nombre, et, pour ainsi
dire, de préférence. On peut croire qu'il n'en
fut ainsi que parce qu'ils forment, dans ce pays,
la majeure partie de la population, et que d'ailleurs, la croyance qu'ils accordent au pouvoir
suprême de la fatalité leur fait mépriser le péril des contagions. Les Arméniens semblèrent

souffrir beaucoup moins ; au contraire, les Juifs de Tibériade éprouvèrent, en 1824, une grande mortalité, que les autres habitans de la Palestine attribuèrent à leur négligence et à leur défaut de propreté.

Les localités les plus différentes ne paraissent exercer aucune influence sur le germe du choléra, puisque ses symptômes et les phénomènes de ses irruptions sont les mêmes à Mascate au milieu des sables arides de l'Arabie, et à Bassorah au milieu des marais de l'Euphrate, à Lataquié sur les bords de la Méditerranée, et à Kermanshah au centre de la Perse, à une distance de plus de cent cinquante lieues de la Caspienne, du golfe Persique et de la mer Noire. Il a attaqué, sans varier aucunement dans ses caractères et sa violence, des villes situées, comme Merdine, sur de hautes collines, éloignées de tout marécage et ventilées par un air très-sec ; et il a éclaté dans plusieurs autres où, comme à Moussol sur le Tigre, l'atmosphère est chargée d'humidité. Il a frappé sans distinction les habitans des villages et ceux des capitales, les équipages des barques du Gange et du Volga et ceux des vaisseaux de ligne des escadres russes et anglaises ; enfin il s'est montré sous les mêmes formes dans les pagodes, les caravansérails, les monastères, les casernes, les prisons, les harems, les cases à Nègres, les tentes et les palais.

Le docteur Salinas, qui réside à Alep, émet l'opinion que nous énonçâmes dans nos premiers rapports à la Commission sanitaire centrale; il croit que le climat n'influe en rien sur le choléra, et que cette maladie conserve la même intensité dans les pays froids et humides que dans ceux chauds et secs. En effet, elle est aussi meurtrière dans les provinces septentrionales de l'empire russe que dans les plaines sablonneuses de l'Yémen. Toutefois, il faut reconnaître qu'une température élevée est favorable à sa propagation. C'est dans la saison chaude qu'elle a constamment éclaté en Syrie et dans l'Irak-Arabie. Pendant les quatre années qu'elle a régné dans ces pays, elle a toujours cessé l'hiver et reparu au printemps suivant. Cependant, par son irruption au mois de janvier 1824 à Tibériade en Judée, la preuve est acquise que, avec le secours de quelques circonstances favorables qu'on ne peut encore que conjecturer, elle a le pouvoir de surmonter l'obstacle de l'abaissement de la température et de se manifester en hiver, du moins jusqu'au 32ᵉ parallèle.

Les limites que semble imposer au développement du choléra la condition d'une certaine température, ne prouvent point que le danger soit nul ou moins grand pour les contrées situées sous une latitude plus élevée, puisque la chaleur y parvient pendant un espace de temps plus ou moins long à un degré suffisant pour faire éclore le germe de la maladie. C'est ainsi qu'en 1823 et en 1830, au milieu de la zône tempérée, sous le 46ᵉ parallèle boréal, dans une situation correspondante à celle de La Rochelle, la température estivale et même automnale a suffi pour donner au choléra le pouvoir d'éclater au milieu de la population d'Astrakhan, de s'y propager rapidement et d'y conserver, pendant une irruption de trois mois, la même furie que sous la protection des chaleurs de la zône torride.

Une idée adoptée partout et de tous temps fait sortir spontanément les maladies contagieuses des pays humides, inondés ou marécageux; et l'on attribue au moins, à l'état hygrométrique de l'atmosphère, une grande influence sur leur propagation. Le choléra pestilentiel né en 1817, dans le Delta du Ganges, semblait à cet égard comme la peste, qu'on prétend sortir des inondations de la Basse-Egypte, et la fièvre jaune, qu'on imagine être produite par les palétuviers des Antilles; mais les faits repoussent cette erreur, et établissent que cette maladie est indépendante de l'humidité atmosphérique. Il ne peut rester le moindre doute en la voyant se répandre à Mascate et à Bahrein dans la presqu'île Arabique, à Buschire, Schiraz, Ispahan et autres villes de la Perse. Tout le monde sait que ces deux pays sont les régions habitées du globe dont la sécheresse est la plus grande, et qu'il ne s'y trouve ni marais, ni fleuves, ni forêts dont l'évaporation entretienne dans l'air quelque humidité.

Il ne paraît pas moins certain que le choléra pestilentiel est affranchi de la condition qui soumet la fièvre jaune à ne se propager que dans les couches les plus basses de l'atmosphère. Dans l'Inde, il a parcouru, en 1818, la province de Malwah dont le plateau est élevé de plus de deux mille pieds au dessus du niveau de la mer, et dont les rivières descendent d'un côté dans l'Indus et de l'autre dans le Gange et la Jumna. Il a même pénétré dans la plaine du Népaul, qui, d'après Kirkpatrick et Crawford, n'a pas moins de cinq mille pieds au dessus de l'Océan indien. En Perse, il a ravagé, dans un espace de quatre-vingts lieues, le plateau calcaire très-élevé qui est entre Schiraz et Ispahan. En Arménie, il a pénétré jusqu'à Erzéroum, qui, d'après les opérations barométriques de Brown, est élevé de sept mille pieds au dessus de la mer; hauteur égale à celle de Mexico, et probablement supérieure à celle de toutes les autres grandes cités du globe, excepté Quito. Il a même dépassé cette prodigieuse élévation, puisque il a paru sur les versans du Caucase, et qu'un prêtre catholique de l'Arménie, Dom Bournas, nous apprend qu'en 1822 il s'est introduit dans les plus hautes habitations des religieux du mont Ararat.

C'est un phénomène, sans exemple peut-être, que cette propagation d'une maladie contagieuse, dans les hautes couches de l'atmosphère; et si l'on en excepte le Matlazahualt des Mexicains dont la nature est encore un mystère, nous n'en connaissons point qui ne s'arrête, dans ses progrès, en arrivant sur de hautes montagnes, soit parce que la raréfaction de l'air y apporte obstacle, soit plutôt parce que la ventilation violente et continue des lieux très-élevés disperse les germes pernicieux ou bien en empêche l'absorption.

En examinant les phénomènes pathologiques qu'offre le choléra pestilentiel, on est conduit aux résultats suivans:

1°. Cette maladie présente plusieurs symptômes qui lui sont communs avec le choléra-morbus de nos climats, et qui lui en ont fait donner le nom; mais elle en a d'autres qui lui sont propres, et qui, joints à son mode de propagation, à la grandeur et à la rapidité de ses effets, en font une maladie *sui generis*, l'une des plus désastreuses dont l'histoire du globe ait conservé le souvenir.

2°. Ses caractères sont parfaitement identiques ou analogues sur des points éloignés les uns des autres de deux mille lieues, et dans des pays situés sous l'équateur ou près du cercle polaire, dans l'intérieur du continent ou sur le littoral des mers, au niveau de l'océan et dans la région moyenne de l'atmosphère.

3°. Au contraire des épidémies qui, dépendant de la chaleur, de l'humidité, des exhalaisons des marais, paraissent à des époques fixes, elle se manifeste dans toutes les saisons; cependant la plus chaude est la plus favorable à sa propagation.

4°. Ses phénomènes sont réguliers, successifs, identiques partout, tandis que ceux des épidémies varient selon la puissance des agens qui les produisent, et sont sans cesse changeant d'intensité, de formes, de rapidité, se convertissant même parfois en phénomènes qui constituent une autre espèce de maladie.

5°. Ses caractères principaux sont des vomissemens et des déjections d'un fluide prodigieusement abondant, des crampes et des contractions violentes des extrémités, des douleurs atroces de l'épigastre, l'inflammation de l'estomac et des intestins; symptômes qui ont la plus grande ressemblance avec ceux de l'empoisonnement.

6°. Le principe du choléra est le même en Europe, en Afrique et en Asie, puisqu'il produit partout la même série de symptômes extérieurs et de lésions internes, en un mot la même maladie; qu'il attaque pareillement partout toutes les personnes, quels que soient leur âge, leur sexe, leur race; et qu'il n'est modifié ni par les différences des lieux, ni par celles des temps, ni même par celles des individus.

7°. Au commencement, au milieu et à la fin de chaque irruption, il a le même degré de puissance, puisqu'il produit les mêmes symptômes et qu'il fait périr ceux qu'il atteint avec la même rapidité et la même violence. Son déclin se manifeste seulement par une moindre force de propagation.

8°. Son germe est de tous ceux des différentes espèces de contagions, celui qui agit le plus promptement, puisque quelquefois l'effet mortel en est presque immédiat. Néanmoins on compte en général quarante-huit heures depuis l'instant de l'infection jusqu'à l'apparition des premiers symptômes. On sait que la fièvre jaune peut rester latente pendant vingt jours, la variole pendant seize, la peste pendant trente et même davantage, l'hydrophobie pendant trois mois et demi, etc.

9°. Aucune observation n'a fait connaître encore dans quelle limite de temps est renfermée l'excrétion de la matière morbide concrète ou vaporisée qui produit la contagion. La rapidité de la maladie doit rendre cette période fort courte, mais aussi peut-on croire qu'elle commence presque avec l'apparition des premiers symptômes.

10°. Cette rapidité des phénomènes du choléra fait de cette maladie une contagion aiguë, comme la peste, la fièvre jaune, la variole, la rougeole, l'hydrophobie, tandis que la lèpre, les pians, la syphilis, la gale, sont des contagions chroniques.

11°. Comme les maladies de la première de ces classes, le choléra n'attaque en général qu'une seule fois le même individu ; il est du moins rare ou insuffisamment constaté qu'il en soit autrement. Cette immunité des personnes qui ont été atteintes antérieurement par les contagions auxquelles elles sont exposées de nouveau, semble résulter d'une altération du système absorbant qui, par l'effet de ces maladies, devient moins susceptible ou cesse tout-à-fait de l'être. Un phénomène analogue est produit par le séjour des prisons, la fréquentation des hôpitaux ou

l'usage habituel de certaines substances véné-
neuses.

12°. Le degré d'aptitude à contracter la maladie diffère à l'infini selon les constitutions, les
âges, les sexes, le régime, les mœurs, les occurrences éventuelles de la vie, qui accroissent ou
diminuent, par des effets permanens, prolongés
ou fortuits, la puissance absorbante des tissus
organiques avec lesquels le germe de la contagion vient en contact.

13°. Par ces différences physiologiques, il arrive que, sur vingt personnes exposées au choléra pestilentiel, une seule en reçoit l'infection.
On a trouvé pareillement, par la moyenne d'un
grand nombre d'observations, que sur vingt-cinq
individus mordus par des chiens enragés, un seul
devenait hydrophobe.

14°. Il en résulte également qu'il y a un plus
grand nombre de chances d'échapper à la maladie, pour les femmes et les enfans que pour
les hommes, pour les individus faibles et débiles
que pour ceux forts et robustes, par un temps
froid plutôt que pendant l'été, et surtout avec
du courage et de la résignation plutôt que sous
l'influence de la tristesse et de la peur.

15°. On ignore complètement si le germe de
la maladie s'introduit dans le corps humain par
l'absortion cutanée, par l'absortion pulmonaire,

ou par les organes de la nutrition. L'autopsie cadavérique semble indiquer cette dernière voie, puisqu'elle montre le siége du choléra dans l'estomac et dans les intestins; mais, d'un autre côté, en voyant la contagion se propager, avec une rapidité inouie parmi les populations de l'Inde, qui vivent sans vêtemens, on croit trouver dans cette circonstance, l'indice que la maladie se contracte par la périphérie du corps. Toutefois, les observateurs ont cru devoir plutôt admettre, comme une conjecture vraisemblable, que le germe du choléra existe dans les émanations gazeuses échappées du corps des malades, et que, conséquemment, il se transmet par la voie de la respiration.

16°. Il est vraisemblable que ce germe morbifique, qui se reproduit dans le corps humain par l'action assimilatrice des forces vitales, agit primitivement avec plus ou moins de violence, selon la puissance de ses forces et selon son énergie propre, qui peut-être, n'est pas indépendante de sa quantité spécifique.

17°. Aucune circonstance ne laisse présumer qu'il puisse se transmettre à l'air libre, au delà d'une distance de quelques mètres; et du moins, il est bien certain qu'il n'existe aucun fondement à l'assertion, qu'il peut être transporté d'un lieu à un autre par les fluctuations de l'atmosphère.

18°. Mais dans les lieux où l'air est stagnant, tels que l'entre-pont d'un navire, les salles de la plupart des casernes et des hôpitaux, l'intérieur des maisons, surtout dans les grandes villes, les germes du choléra s'accumulent, s'attachent aux personnes et aux choses, et propagent la maladie, par les unes et par les autres.

19°. Le choléra éclate partout où ces germes sont portés, ce qui est le caractère propre des maladies contagieuses ; tandis que les épidémies ne se manifestent que dans certaines localités, dans certains pays, où sont attachées leurs causes primitives.

20°. Enfin, l'origine et la nature intime de ces germes sont totalement inconnues, comme celles des contagions, répandues en Europe, de temps immémorial, et qui journellement sont offertes à notre observation. L'expérience et l'étude n'en ont rien appris, et l'on doit les considérer comme l'un de ces mystères de la nature que la science ne peut dévoiler.

CHAPITRE II.

Moyens curatifs et hygiéniques.

Le choléra pestilentiel a suscité, dans chacun des pays témoins de ses ravages, une multitude de remèdes empiriques préconisés par ceux qui les administrent, accueillis avec une confiance aveugle par ceux qu'ils doivent secourir, décrédités bientôt par l'expérience, et remplacés par d'autres remèdes non moins vantés et non moins impuissans.

En voyant cette inutilité d'efforts tentés, pendant quinze ans, en un si grand nombre de lieux divers, on désespère d'un succès qui semble être repoussé par l'ascendant de la fatalité. Et cependant on peut croire avec vraisemblance qu'il y a pour chacun de nos maux un moyen curatif et salutaire. Le soufre, le mercure, l'iode, le quinquina, la vaccine triomphent des maladies herpétique et syphilitique, des scrofules, de la fièvre et de la variole. On peut donc espérer qu'il existe de pareils spécifiques pour les grandes contagions, et c'est à les découvrir que les amis de l'humanité doivent mettre toute l'ardeur de leur zèle.

Désirant appeler et hâter la découverte de moyens capables de combattre efficacement le choléra pestilentiel, au moment où il menace l'Europe occidentale, j'indiquerai, d'après des sources authentiques ou officielles, les différens traitemens employés jusqu'à présent dans les pays ravagés par cette maladie. Peut-être, dans la longue liste des remèdes auxquels on a eu recours, en est-il de réellement efficaces, ou qui peuvent le devenir par quelque modification, ou dont l'usage pourrait conduire à d'autres tentatives plus favorables. Dans cet objet, et pour jeter quelque lumière sur cet important sujet, je rapporterai avec exactitude ce qui s'est fait dans chaque contrée de l'Orient, laissant à l'avenir et confiant aux praticiens la tâche de confirmer ou de réprouver l'usage des remèdes adoptés dans les différentes régions de l'Asie, ou d'établir, sur les données qu'offrent leurs effets, un traitement méthodique et rationel.

Comme tous les grands fléaux qui inspirent la terreur et frappent vivement l'imagination de ceux qu'ils menacent, le choléra pestilentiel cache son origine dans une multitude de fables, sa nature dans une foule de faux systèmes et de controverses passionnées, et ses moyens curatifs parmi des remèdes secrets, des pratiques superstitieuses, et même des talismans et des conjurations magiques. Né dans l'Orient, ce berceau des fictions du monde, il devait apparaître environné de traditions anciennes et merveilleuses qui font de sa désastreuse puissance un mystère plein d'obscurité; il devait surtout avoir quelque antidote dont la connaissance pouvait s'acquérir seulement par les livres sanscrits ou par les médecins indiens. Les Européens qui habitent l'Indoustan ont consulté les uns et les autres, et voici ce qu'ils ont appris.

Les brahmes les plus savans dans l'art de guérir diffèrent essentiellement entre eux sur la classification et conséquemment sur la nature du choléra. Les uns affirment qu'il appartient à la classe désignée sous le nom de Sannipata, qui comprend toutes les espèces de paralysie et d'affections spasmodiques, et dont les principaux symptômes sont des convulsions ou des spasmes du corps entier ou de quelques-unes de ses parties. Les autres le rangent dans la classe appelée Ajirna, qui renferme les dispesies et dont le symptôme principal est l'indigestion. Il en est qui admettent que la seule différence entre ces deux espèces de maladies, est que la première est simplement sporadique, et que, quoique ordinairement fatale, elle ne l'est pas soudainement, tandis que la seconde est épidémique et très-rapide dans ses progrès. Cette diversité d'opinion entre les médecins de l'Indoustan paraîtra moins extraordinaire, en considérant que, après quinze ans d'expérience, les médecins européens, éclairés par toutes les lumières de la science, ne sont point d'accord, aux Indes-Orientales,sur l'origine et la nature du choléra.

En consultant les anciens livres sanscrits et tamils, où les meilleurs médecins indiens puisent leurs connaissances, un savant orientaliste a obtenu des renseignemens curieux, publiés à Calcutta, dans une collection officielle, et dont je vais donner un extrait *.

Le Sannipata est décrit dans un ouvrage médical, en langue sanscrite, intitulé Chintamani,

---

* *Madras Courrier*, 12 juin 1819. Report on cholera, by the medical board, 1824.

et attribué à Dhanouantari, personnage mythologique analogue à l'Esculape des Grecs. On compte treize espèces de maladies dans ce genre; celle considérée comme le choléra, est la cinquième; on la nomme Sitanga. Elle est caractérisée ainsi qu'il suit : Frisson, froid, comme celui de la lune, répandu partout le corps; toux et difficulté de respirer; hoquet, douleurs, vomissemens, soif, faiblesse, flux d'entrailles, tremblement des membres, nature incurable.

Les symptômes sont plus détaillés dans un ouvrage tamil, en vers, l'Yugamuni Chintamani : Froid général du corps, flux d'entrailles, douleurs dans les articulations, grande soif; flatulence des poumons, qui empêche la respiration; toux, évanouissement, hoquet, faiblesse de tout le corps, délire. La maladie est ordinairement fatale en quinze jours et réputée incurable; mais quand le secours médical est réclamé à temps, et qu'auparavant on a fait le don d'une vache à la pagode voisine, le remède peut être administré, en se confiant dans la miséricorde divine.

La formule de ce remède est exprimée par neuf mots sanscrits, qui se traduisent ainsi : Soude, vermillon, soufre, mercure, orpiment, chaux d'acier, de cuivre, de zinc, et de plomb. Broyez tous ces ingrédiens (probablement en égale quantité, le poids n'en étant pas mentionné); joignez-y du Triphala (nom collectif de trois espèces de Myrobolans) ; bouillez-les trois jours, en suspension, dans une décoction de Perpatam, herbe rafraîchissante ; mettez-y du fiel de serpent, et faites des pilules de trois grains chacune. La diète ayant été strictement observée, ce remède guérira en trois jours la maladie, (littéralement : le froid de tout le corps, accompagné de spasme).

La classe pathologique nommée Ajirna comprend quatre espèces de maladies. Celle considérée comme le choléra par la plus grande partie des médecins de l'Inde, est la troisième; elle est appelée Vishuchi. On la trouve décrite de la manière suivante, dans le Chintamani :

Effets très-rapides; affaiblissement de la vue, transpiration, évanouissement soudain, perte de l'entendement, dérangement des sens intérieurs et extérieurs, douleurs dans les genoux et le gras des jambes, douleurs de ventre très-aiguës, soif extrême, flux d'entrailles, pouls bilieux; froid dans les mains, les pieds et tout le corps.

La formule du remède prescrit est composée de onze mots sanscrits dont voici la traduction : Précipité de mercure, 2 parties; muscade, 2; macis de muscade, 2; opium, 4; sublimé de

mercure, 2 ; poivre noir, 2 ; cinabre, 2 ; myro-
balan jaune, 2 ; bézoar, 2 ; musc, 1 ; safran, 2.
Le tout étant moulu doit être mêlé pendant trois
jours dans une décoction de Tripushpa (*Datura
fastuosa*). On en fait des pilules, et la dose doit
être de dix à quinze grains, selon la violence
du mal.

Ces remèdes des Indiens, qui paraîtront superstitieux, vains et ridicules, n'ont pu être
découverts qu'après beaucoup de peine et de
recherches. Ils ont excité un grand intérêt parmi
les Européens du Bengale, car une propension
également commune dans les deux Indes, y fait
regarder les recettes mystérieuses des indigènes
comme enseignées par une longue et judicieuse
expérience. On reconnaît même cette prédilection
en examinant les moyens curatifs qu'emploient
généralement les médecins anglais dans l'Indoustan, et qui consistent presque exclusivement
dans des préparations de mercure et d'opium,
qui, comme on vient de le voir, prévalent dans
les prescriptions indiennes. Mais la seule analogie des symptômes du choléra pestilentiel avec
les maladies mentionnées dans les anciens ouvrages sanscrits suffisait pour faire admettre ce
traitement, qui toutefois ne résout ni par son
usage ni par son succès la question de leur
identité.

Il s'en faut de beaucoup que les descriptions pathologiques que nous venons de rapporter puissent être considérées avec certitude, comme celles de la redoutable contagion qui, depuis 1817, ravage les contrées de l'Asie. On a droit de le révoquer en doute en remarquant l'omission de symptômes extrêmement frappans, tels surtout que l'évacuation d'un fluide séreux dont la quantité est extraordinaire, et qu'on assure déposer abondamment une terre alumineuse. Les détails qu'on donne sur les limites de l'action du Vishuchi rendent encore plus problématique son identité avec le choléra tel qu'il se montre aujourd'hui depuis l'Océan oriental jusque vers la Baltique. On prétend que la maladie décrite dans les livres indiens, et qui paraît être le Mordexim des Arabes, n'était pas rare autrefois dans la péninsule indienne, quoiqu'elle n'y prît que peu souvent un caractère épidémique.

On assure cependant que dans le territoire de Madras elle était annuelle, et reparaissait périodiquement, pendant la saison humide, parmi les dernières classes du peuple. Ses effets sont exprimés par les mots de ce proverbe usité à la côte Coromandel : Vomir et mourir. Mais on ajoute qu'elle épargnait les hommes vigoureux, bien nourris, bien vêtus, abrités contre les changemens de l'atmosphère ; et il faut reconnaître que ces circonstances ne sont nullement des garanties contre le choléra pestilentiel, qui frappe, sans distinction, toutes les classes de la population, et qui a fait périr des princes indiens et persans, des magistrats, des gouverneurs et la fleur des armées anglaises qu'entourent perpétuellement tant de soins conservateurs.

En s'étendant ainsi sans exception à tous les rangs, ce fléau diffère essentiellement du Vishuchi, tel qu'on l'a décrit dans les temps les plus reculés. En effet, tous les livres sanscrits et tamils qui parlent de cette dernière maladie affirment, en lui donnant pour origine la puissance malfaisante d'un démon femelle nommé Rac-Shasi, que, par une injonction de Bramah, les seuls hommes bas, vicieux et dissolus y sont exposés, et qu'elle n'atteint point ceux dont la vie est régulière et conforme aux préceptes de la religion braminique.

Une opinion analogue se retrouve au Japon, où la même maladie est attribuée par les médecins à l'usage immodéré du sakki ou eau-de-vie de riz, qui, disent-ils, remplit graduellement les intestins d'humeurs corrosives. Les détails qu'a donnés Kœmpfer sur la colique endémique à laquelle les Japonais appliquent spécialement le nom de Senki, ne laissent point douter de son identité avec le Vishuchi des Indous et le

Mordexim des Arabes. D'après son témoignage oculaire, cette étrange affection attaque les indigènes et les étrangers. Ses symptômes sont des douleurs violentes dans les intestins, s'étendant à tout l'abdomen et aux reins, et causant une convulsion générale des muscles, avec des spasmes, un gonflement et des élancemens aigus. Ce mal résiste, selon le même voyageur, à tout moyen curatif autre que l'acupuncture, faite avec une aiguille d'or ou d'argent à demi-distance du nombril et du creux de l'estomac, ou plus près ou plus loin, selon le jugement de l'opérateur, qui fixe aussi le nombre de piqûres et leur profondeur d'après les circonstances de la maladie. On fait ordinairement trois rangs de ces piqûres à un demi-pouce les unes des autres, et il y a trois piqûres dans chaque rang.

Les médecins japonais accompagnent l'usage de ce moyen de guérison d'une multitude de pratiques dont le seul objet semble être d'accroître, dans l'opinion du malade, l'importance de l'opération. Ils prétendent que l'aiguille parvient au siége du mal, et que, par les issues qu'elle ouvre à la matière morbifique, la maladie prend son cours au dehors.

Il est extraordinaire que, dans la persuasion où sont un assez grand nombre de médecins indiens, que le choléra pestilentiel est cette même colique endémique des régions orientales de l'Asie, aucun d'eux n'ait cherché à y remédier par le moyen qui paraît obtenir au Japon un succès complet. Les médecins anglais du Bengale, qui, depuis quinze ans, ont essayé tant de moyens divers et toujours infructueux contre le choléra, n'auraient pas omis d'employer celui qu'indique le voyageur Kœmpfer, si le fléau qu'ils avaient à combattre avait été reconnu pour être la maladie appelée Senki par les Japonais, Vishuchi par les livres sanscrits, et Mordexim, Shani ou Nicomben dans les dialectes modernes de l'Inde.

Un missionnaire portugais, le frère Paolino da San-Bartholomi a donné, dans un ouvrage presque inconnu, des détails fort curieux sur cette dernière maladie. Je crois devoir en rapporter quelques-uns, parce qu'ils acheveront de prouver qu'il ne faut pas confondre le choléra pestilentiel avec le Mordexim, comme l'ont fait quelques médecins d'Europe. Ce missionnaire, qui était célèbre à Goa pour les étonnans succès de ses recettes médicales, attribue au Mordexim une origine locale. « Cette colique intestinale est causée, dit-il, par les vents des montagnes de la presqu'île de l'Inde, dont les courans se chargent d'une grande quantité de particules nitreuses, quand, après la saison des pluies, la chaleur et la sécheresse succèdent à un temps humide, ce qui a lieu sur la côte Malabar depuis le commencement d'octobre jusqu'au 20 décembre, et sur celle Coromandel en avril et en mai. Alors, continue-t-il, les Indiens sont sujets à des rhumes, qui ont pour effet de produire des glaires bilieuses et malignes adhérant aux entrailles, et causant de violentes douleurs, le vomissement, la fièvre et la stupéfaction. Le meilleur remède contre cette colique est une essence nommée drogue amère. Son action ouvre les pores, provoque la transpiration, échauffe le corps, combat les effets de l'air nitreux, et semble donner une nouvelle vie. Cette essence est assez chère; et, lorsqu'en 1782 la maladie attaqua un assez grand nombre de personnes et en fit périr beaucoup, il fut impossible de se procurer la quantité de ce remède nécessaire pour tous les malades. On y suppléa en employant du Tangara : c'est de l'eau-de-vie de coco distillée sur du crottin de cheval. Tous les malades qui prirent de ce breuvage furent sauvés; les autres moururent en trois ou quatre heures. Ce succès ayant étendu jusqu'à Cochin le renom de ce médicament, l'examen en fut fait par les médecins de la compagnie des Indes hollandaises, Errik et Martinfard; et l'usage en fut adopté par eux. Voici la composition de cette drogue amère, que l'on tient ordinairement secrète : Il faut, pour faire 24 pintes, 24 onces de résine colophane, 12 d'encens, 4 de mastic, 4 d'aloës, 4 de myrrhe, 4 de racine de calamba. On pile ces ingrédiens, pour les réduire en une poudre très-fine; on les met dans de l'eau-de-vie; on expose le vase au soleil pendant un mois. La liqueur devient alors d'un rouge foncé et laisse un dépôt; on tire ce breuvage au clair, et on en donne une ou deux cuillerées pour dose ordinaire aux personnes atteintes par le Mordexim. C'est le meilleur remède et le plus efficace qu'emploient les missionnaires dans leurs voyages. »

Les causes que le frère Paolino assigne aux coliques intestinales du Malabar, les symptômes de cette maladie, les époques de son invasion, ne permettent point de la confondre avec le choléra pestilentiel. Néanmoins, on tenta plusieurs fois de combattre ce dernier fléau par l'usage de la drogue amère; mais ce médicament éprouvé, et dont l'emploi était commun dans la presqu'île indienne, il y a trente à quarante ans, manqua totalement de puissance quand on voulut l'opposer au choléra; manifestant ainsi que cette maladie n'était point la même que celle contre laquelle on l'employait autrefois avec le plus grand succès.

Les remèdes dont on se sert dans l'Inde depuis quinze ans, et auxquels on attribue le plus
d'efficacité, n'ont aucun rapport avec celui qui
parvient à vaincre le Mordexim ; et cette différence est un nouveau témoignage de celle existant entre ces deux maladies. Je crois devoir
rapporter ici l'indication la plus briève possible
de ces divers remèdes, attendu que, privés de
toute méthode rationnelle de traitement, on serait forcé de choisir entre tous ces moyens empiriques, si, ce qu'à Dieu ne plaise, le choléra
pestilentiel, trompant la surveillance des autorités sanitaires, se frayait un passage à travers
l'Europe occidentale, ou venait à surgir dans
nos ports.

Au début de la maladie, sur les bords du
Ganges, les Européens, comme les Indiens, recoururent aux médecins du pays ; on vanta
leur savoir comme provenant de sources de la
plus haute antiquité et que des populations immenses considèrent comme sacrées. Ce ne fut
que long-temps après qu'on découvrit dans le
livre même des traditions médicales de l'Inde,
le Dhanouantari, avec quelle sage précaution
l'auteur évite de propager une confiance sans
bornes, en déclarant que la chirurgie (Salia) est
la meilleure des sciences médicales, et qu'elle
est beaucoup moins sujette que les autres aux

conjectures fallacieuses et aux pratiques erronées *.

Les moyens curatifs employés principalement
par les médecins Indous consistaient dans l'emploi de hautes doses de laudanum, d'éther et
d'huile de menthe, avec des frictions faites au
moyen de diverses poudres, et l'application de
briques chaudes sur l'abdomen. Les médecins
européens adoptèrent en général ce traitement;
et cependant on affirmait qu'ils en obtenaient
bien moins de succès. On prétendit en 1820, à
Calcutta, qu'en cinq jours les empiriques indiens ayant traité 547 personnes, il en périt seulement 74, et que 473 guérirent; ce qui était
sans comparaison avec les résultats de la pratique des médecins d'Europe. Pour remédier à
ce défaut de succès, ceux-ci varièrent leurs
prescriptions à l'infini.

A Bombay, le docteur Kennedy traitait, en 1820,
les individus atteints du choléra par la saignée,
l'eau chaude, l'émétique, l'huile de castor avec
le laudanum; puis le camphre et l'opium pour
arrêter l'action spasmodique quand le vomissement avait cessé.

A Sérampore, en 1825, un missionnaire employait avec succès le remède suivant : 80

---

* *Oriental magazine*, février 1823.

gouttes de laudanum dans un verre d'eau-de-vie; 2 cuillerées de table d'huile de castor; le tout mêlé, et pris par cuillerées à café ou à la fois.

Le docteur Hood, dans un mémoire lu en 1820 devant la Société royale de Londres, recommande au début de l'invasion, un breuvage composé de 2 onces d'eau-de-vie et 10 gouttes d'acide sulfurique, en une demi-pinte d'eau froide. Il prescrit des sinapismes sur l'estomac et aux extrémités, pour provoquer une réaction, et il pense que les amers, les astringens peuvent être utiles.

L'auteur d'une lettre insérée, le 20 septembre 1820, dans la gazette de Bombay, ayant été assailli par le choléra, et tous les remèdes qu'on voulait lui administrer étant rendus inutiles par l'irritation de son estomac, qui lui faisait rejeter à l'instant ce qu'il prenait, il se souvint, au milieu de son agonie, que le docteur Milne avait recommandé l'emploi d'un vésicatoire par l'acide nitrique. Il fit mettre aussitôt ce moyen en usage en trempant une éponge dans de l'acide et en l'appliquant sur sa poitrine. Dès ce moment les symptômes diminuèrent d'intensité, et le malade fut graduellement rappelé à la vie et à la santé *.

---

* *Asiatic journal*, mai 1821.

On assure que le célèbre voyageur Moorcroft a appliqué avec le plus grand succès le cautère actuel à beaucoup de cas de choléra, qui se sont offerts à lui dans les provinces de la Haute-Asie.

En 1826, on a proposé à la société médicale de Calcutta, l'usage du Papita ou fève de saint Ignace, comme fort utile dans le traitement du choléra.

En 1829, le docteur Thomson, de Madras, employait avantageusement, disait-on, dans sa pratique, l'ipécacuanha à la dose de 10 grains en une première prise, suivie, de demi-heure en demi-heure, de prises moitié moindres, et jusqu'à ce que la maladie eût cessé. Il donnait ensuite du madère et de l'eau en quantité, ce qui provoquait le sommeil.

Le docteur Burke, de Calcutta, maintenait que l'administration de l'opium était absolument nécessaire, et que sans ce médicament on ne pouvait opérer de guérison. Il élevait la dose à 60 grains et même jusqu'à 100. Le Miroir asiatique cite le fait d'un Européen, âgé de cinquante-quatre ans, qui, étant atteint soudainement par la maladie, se mit dans un bain chaud, et prit du laudanum, non par gouttes, mais par cuillerées; on estime qu'il en avala 400 gouttes dans la nuit. A quatre heures les douleurs avaient cessé; mais la chaleur naturelle ne revint pas avant sept. Le tétanos n'eut pas lieu ; le malade ne perdit ni la faculté de parler ni celle de se mouvoir, et il échappa à la mort.

Les médecins de l'Ile de France adoptèrent, au lieu de l'opium, le sel de Glauber (sulfate de soude); ils en administraient d'abord une drachme, et accroissaient la dose d'heure en heure, jusqu'à ce que les déjections devinssent jaunes. On cite une Négresse qui prit 84 drachmes de ce sel, auquel le salut de plusieurs centaines de Nègres est attribué.

A l'isle de Bourbon, en 1819, on faisait usage d'huile d'olive mêlée au camphre et à l'éther, et prise intérieurement à grandes doses. On prétend en avoir obtenu d'étonnans succès; on assure même que M. Goldemar l'ayant employée pour tâcher d'arracher à la mort 36 Nègres de son habitation, qui étaient atteints du choléra, il parvint à en sauver 34. Il est digne de remarque qu'à la même époque on employait également l'huile avec un pareil succès dans les îles orientales d'Afrique contre le choléra-morbus, à la Havane contre la fièvre jaune, et à Tanger, en Barbarie, contre la peste du levant.

La saignée fut, dans l'Inde, le sujet de vives controverses. On convint assez généralement qu'elle peut être pratiquée sur les Européens et sur les Asiatiques les plus robustes, quand l'invasion n'a eu lieu qu'une heure avant, ou trois tout au plus. On dit que, lorsqu'on y recourt dans d'heureuses circonstances, elle réussit mieux que les autres remèdes à arrêter le mal, supprimer les spasmes et éloigner l'irritabilité de l'estomac et des entrailles ainsi qu'à faire cesser l'atonie de tous les autres systèmes d'organes. Mais, dans le plus grand nombre des Indiens, l'action adynamique de la maladie est si puissante et si rapide qu'elle détruit presque entièrement l'action artérielle et rend la saignée impraticable dès l'invasion. Dans ce cas, les meilleurs moyens curatifs employés au Bengale sont les délayans, les anodins les plus puissans, et les stimulans combinés avec le calomélas et suivis de l'usage des laxatifs et des toniques.

Le même médicament considéré aux États-Unis comme le spécifique unique contre la fièvre jaune, le calomélas, a été prodigué dans l'Inde contre le choléra. Quoiqu'on ne puisse affirmer, disent les membres du bureau médical de Calcutta, qu'il ait aucune vertu spécifique propre à arrêter l'action de la maladie, il est indubitable qu'il est fréquemment utile pour diminuer l'irritabilité, et qu'il a même le pouvoir de produire une certaine opération sédative qu'on ne peut obtenir par l'usage des autres substances médicamenteuses.

Cependant si l'on en croyait quelques rapports, on pourrait produire cet effet par un moyen extrèmement simple dont on s'est servi à bord des navires des États-Unis. Il suffirait de réduire en charbon un bouchon de liége, de le broyer avec un peu de lait ou d'eau, ou quelque autre liquide, qui permette d'en avaler la substance sans difficulté. A la seconde ou à la troisième dose ou même à l'instant le mal cesse; et l'on assure que cette préparation carbonique, dont l'usage est si facile, a sauvé des individus qui déjà étaient à l'agonie.

En Perse, pendant les irruptions de 1821 et 1822, on suivit une toute autre espèce de traitement. Le peuple, dit Fraser, croyait que la maladie était d'une nature chaude, et que, par conséquent, les remèdes devaient être rafraîchissans. D'après cette doctrine, on arrosait les malades avec de l'eau froide, et on leur faisait boire du verjus à la glace. Sur deux domestiques de l'ambassade anglaise attaqués, à Aboushir, du choléra, l'un fut traité d'après cette pratique et fut sauvé, tandis que l'autre, qui fut traité d'après la méthode européenne, succomba.

Cependant le médecin anglais John Cormick, qui exerçait en Perse, pendant cette irruption, s'éloigna considérablement, dans sa pratique, de celle des empiriques persans ; et si nous en croyons les détails qu'il a donnés *, il obtint pourtant d'heureux résultats. Il administrait, au commencement de l'invasion, le calomélas et l'opium séparément ou ensemble; et dans une période avancée, il recourait aux purgatifs. Dans beaucoup de cas, dit-il, l'action des remèdes était si faible et si lente qu'il fallait de forts purgatifs toutes les cinq ou six heures pendant deux à trois jours. Il a employé avec plus de succès qu'aucun autre moyen externe, l'application de pièces de laine humectées d'eau chaude et attachées autour des bras et des jambes.

A Bassorah, en 1821, le docteur Morando, médecin italien, appliquait au contraire des réfrigérens sur les parties affectées au moment de l'invasion; il y joignait des saignées locales et générales, et en obtenait, dit-il, de bons effets.

A Bagdad, dans la même irruption du choléra, en Mésopotamie, le docteur Meunier, de la Faculté de Paris, traitait les malades par la saignée au bras, l'application des sangsues au creux de l'estomac, l'usage des boissons mucilagineuses à petites doses, des opiacées en potion et en lavemens. Il estimait que c'était les moyens les moins incertains, surtout quand on'y recourait sans perdre de temps.

* *Cormick*. On the occurrences, in Persia, of the epidemic cholera of India.

En 1822 et 1823, les médecins de Syrie adoptèrent la saignée, la décoction de menthe, les
fomentations sur l'abdomen avec du vinaigre
chaud, des boissons abondantes faites avec du
jus de grenade ou des feuilles de saule bouillies.
Ces remèdes, qui ont été employés d'abord à
Bagdad, paraissent y avoir été introduits par la
pratique de la presqu'île de l'Inde; car on s'en
est servi à Calicut, en y ajoutant seulement une
décoction très-forte de Quouba, sorte de bour-
rache, à laquelle le vulgaire attribue une foule
de propriétés.

Dans les villes de la Mésopotamie, on avait confiance dans les effets des bains de jambes, et dans
la saignée aux deux bras; mais on changea ce
traitement en Syrie. A Alep, d'après le docteur
Salinas, les moyens qui réussissaient le mieux
étaient les acides : le jus de citron et le jus de
grenade aigre, joints à l'infusion de menthe. La
thériaque a été donnée, dit-on, avec succès, par
des médecins orientaux. A Moussol, un religieux,
le père Sigismond, administrait aux malades,
outre des acides, une teinture de laudanum; et
à Erzéroum, où les habitans n'opposaient à la
maladie que les moyens dont on se sert contre
les coliques ordinaires, dom Bournas a mis en
usage le même moyen avec un pareil succès.

Dans les villes de la côte de Syrie, on a eu

recours à quelques-uns de ces remèdes ; mais, de plus, on s'est servi du moxa et des ventouses scarifiées sur la région épigastrique, moyens que nous avons vu employer avec succès contre la fièvre jaune des Indes occidentales. Les fomentations émollientes sur l'abdomen, l'application de l'eau glacée ou du vinaigre, ont été tentées pareillement par les médecins du pays. Le peuple se confiait particulièrement dans les effets d'une décoction de menthe avec du suc de grenade, et dans un breuvage composé de vinaigre où l'on avait fait bouillir des feuilles de saule. Mais, de tous ces traitemens divers, dit M. Angelin, il n'en est point qui ne compte pour quelques réussites un grand nombre de cas malheureux ; et les mêmes remèdes qu'on croyait avoir sauvé un malade, échouaient quand on les appliquait à d'autres.

Lorsqu'en 1823 le choléra, qui avait à plusieurs reprises menacé d'envahir le territoire de l'Europe, réussit enfin à s'introduire dans notre continent par les provinces russes de la Caspienne, la commission des médecins rassemblés à Astrakhan par l'autorité du gouvernement, adopta le traitement déduit ci-après, et dont les détails sont empruntés, pour la plupart, à la pratique des médecins anglais du Bengale.

Forte saignée ; calomélas uni au sucre et à la

gomme arabique en poudre; potion composée de 40 à 60 gouttes de laudanum, de 20 gouttes d'huile de menthe poivrée, et de 2 onces d'eau de mélisse distillée; friction ammoniacale sur l'estomac; ventouses scarifiées sur le ventre; frictions du corps tout entier avec de l'alcool simple ou camphré; lavemens mucilagineux auxquels on joignait de la teinture d'opium portée jusqu'à 30 gouttes. Le calomélas était administré depuis 10 grains jusqu'à 20; et quand les accidens persistaient, on renouvelait l'usage des mêmes médicamens, l'expérience ayant montré le danger de demeurer seulement quelques heures dans l'inaction, et de laisser les crampes commencer avant l'action des remèdes.

Ce traitement est, avec de légères modifications, celui indiqué dans un ouvrage arménien imprimé en 1823 à Téflis, sous le patronage de l'archevêque Narsès, et envoyé à Paris en original par les soins du consul de France M. Gamba. L'auteur de cet ouvrage est M. David Makertienne, qui résidait alors à Téflis; mais qui, ayant été long-temps au service de la compagnie des Indes à Calcutta, avait appris au Bengale les moyens les plus efficaces de combattre l'invasion du choléra. On incline à les juger favorablement en les voyant adoptés à Astrakhan, recommandés en Arménie, et connus en Perse, à Téhéran,

où leur indication a fait le sujet d'un mémoire
du docteur Martinengo, médecin de Turin, employé à cette époque à la cour du Schah. Cependant ce dernier n'en approuve point la pratique,
quoiqu'il rapporte ce traitement dans une traduction littérale. Il croit, d'après les renseignemens qu'il a recueillis en Perse et en Géorgie,
qu'on ne doit pas se servir d'excitans pour guérir une maladie dont les symptômes manifestent
le plus haut degré d'excitation ; il préfère les délayans mucilagineux, gommeux, huileux, ainsi
que les bains tièdes, les lavemens anodins, ac-
compagnés de saignées ou d'applications de
sangsues. L'opium peut être ajouté, selon lui,
dans les circonstances où la susceptibilité ner-
veuse est portée à un très-haut degré. Quant
au calomélas, ajoute-t-il, remède très-préco-
nisé par les médecins anglais, on n'en doit faire
usage qu'au début de la maladie, quand l'irritation n'est pas fixée d'une manière prédomi-
nante.

Il faut dire néanmoins que ce traitement du
docteur Martinengo, tout rationel qu'il peut
être, n'a point prévalu, tandis que celui qu'il
tendait à réformer s'est accrédité, principalement pendant l'irruption du choléra, en 1830,
dans les provinces de l'empire russe. Toutefois
il a éprouvé, presque dans chaque endroit, des

modifications plus ou moins grandes et tout-à-
fait arbitraires.

En surgissant dans les contrées de l'Europe,
le choléra n'a pas seulement retrouvé la plupart
des moyens médicaux employés contre ses attaques dans l'Indoustan, mais encore les remèdes
empiriques et les pratiques superstitieuses mises
en usage dans les régions de l'Orient. En Russie,
le peuple a eu fréquemment recours à une sorte
de cataplasme brûlant fait de graines de foin
bouillie, et l'on a prétendu, comme de coutume, qu'on en avait obtenu de très-heureux
effets.

1°. En résumé, il est manifeste, par ces détails, que le traitement opposé au choléra pendant un cours désastreux de quinze années a
varié singulièrement selon les lieux, les temps,
les préjugés des peuples et des castes, et les
idées suggérées à chaque praticien par les succès
ou les revers de sa clinique, ou plus souvent
adoptées *à priori*, d'après des systèmes erronés.

2° Il est reconnu partout que souvent la violence du mal est si grande, dès l'invasion,
qu'aucun secours médical ne peut être efficace.
Cependant, en comparant au Bengale la mortalité des personnes traitées par des médecins et
celle des individus privés de l'assistance de l'art,

on a cru reconnaître que, si les remèdes sont administrés à temps et avec sagacité, la mort peut être fréquemment prévenue et empêchée. Mais on conçoit combien la réunion de ces deux conditions doit être rare dans un désastre qui enveloppe toute la population et désorganise soudainement toutes les ressources d'un pays. Il est même prouvé que cette comparaison, favorable à l'efficacité de la science médicale, est restreinte à quelques lieux; et que dans d'autres les malades qui n'ont reçu aucun secours n'ont pas souffert davantage que ceux pour qui l'art déployait toutes ses ressources. Malgré les efforts habiles et courageux des médecins anglais, la maladie a frappé plus de victimes dans l'Inde que dans la Perse, où presque aucun soin ne la combattait; et en Russie, où l'on a suivi des méthodes de traitement plus rationnelles qu'ailleurs, et de plus éprouvées par l'expérience, la moitié ou les trois cinquièmes des malades ont péri, comme dans les contrées où ils étaient abandonnés à leur sort.

3°. Si les tables de mortalité que j'ai dressées ne donnaient pas ce triste résultat, on en trouverait la preuve dans le nombre et la diversité des remèdes, qui manifestent évidemment leur impuissance. Dans un mémoire adressé à l'Académie des sciences, le docteur Janichen, qui a exercé à Moscou pendant le désastre de cette ville en 1830 , n'hésite pas à affirmer « qu'on ne doit pas compter sur les secours de l'art dans cette horrible maladie. »

4°. Sans adopter une opinion aussi désespérante, nous remarquerons toutefois qu'on peut douter que , jusqu'à ce jour, on ait découvert et mis en pratique aucun traitement rationnel , lorsqu'on voit des remèdes contraires, des excitans et des réfrigérans préconisés et employés par des médecins également recommandables.

5°. S'il m'était permis de tirer des faits, un enseignement qui semble devoir en sortir , mais qu'il convient dans une matière si grave d'exprimer avec doute et réserve, je dirais qu'il semble que la saignée n'est point indiquée par la nature du mal. Comme dans la fièvre jaune , si elle diminue la violence des symptômes, c'est en atténuant la résistance des forces vitales, et non pas en attaquant avec avantage le principe de la maladie. Son seul effet utile est de procurer aux infortunés frappés par la contagion une mort moins douloureuse et plus prompte.

6°. Au témoignage du docteur Walker, médecin anglais, envoyé à Moscou par le gouvernement britannique , on n'a tiré de la saignée aucun avantage manifeste dans l'irruption du choléra en Russie, pendant 1830; mais on a attribué

une grande puissance salutaire aux moyens su-
dorifiques; on a surtout eu recours dans les
provinces de la Russie à d'immenses cataplasmes
de graines de foin apposés brûlans sur la poitrine
et l'abdomen, ou bien à des couvertures de laine
imbibées d'eau bouillante. On prétendait seconder l'action de ces moyens en faisant boire de
l'eau-de-vie aux malades. Ces remèdes, qui viennent d'être recommandés en Pologne par une
instruction du comité de salubrité de Varsovie,
n'avaient jamais été employés en Asie. Ils semblent une application nouvelle de la théorie
populaire des pays du nord, où le froid causant
la plupart des maladies, on imagine que la chaleur doit les guérir, et que les bains de vapeur
sont une panacée universelle. Au reste, l'expérience ne semble pas une épreuve favorable
pour ces remèdes, puisque, dans les pays qui
les ont employés, il est mort 3 individus sur
5 malades, tandis que dans ceux où ils sont
demeurés inconnus, la perte n'a pas excédé la
moitié des personnes atteintes du choléra.

7°. Les moyens prophylactiques employés depuis quinze ans pour se préserver du choléra
sont purement empiriques, puisqu'on ignore
complètement quelles sont ses causes originelles.
On a indiqué successivement, dans les différentes contrées de l'Asie, les bains, les parfums,

les arômes les plus forts, les feux allumés dans les lieux publics, la propreté, la sobriété, la privation de certaines nourritures, des amulettes, des prières, des talismans, enfin tout ce qu'on retrouve en usage dans ces calamités qui excitent la peur et provoquent la crédulité. Mais, en revanche, aucune surveillance n'a été exercée sur les lieux infectés, sur les navires suspects de l'être, sur les marchandises, les pèlerins, les corps d'armée venant des pays ravagés par la maladie. Dans tout l'Orient, les vêtemens des morts ont été portés par ceux qui en héritaient ; leurs maisons restées désertes ont été bientôt habitées par de nouvelles familles ; leurs schalls précieux, leurs riches fourrures ont été vendues et transportées au loin par les caravanes. Enfin, partout a régné, avec l'incurie des peuples privés des bienfaits de la civilisation, le fatalisme aveugle qui perpétue la peste dans les belles régions du Levant.

8°. Il semble au contraire que, dans les villes de l'empire russe, et principalement à Moscou, on a multiplié les mesures hygiéniques ; et quoique souvent celles sur lesquelles on comptait le plus soient demeurées en défaut, on ne peut dire qu'elles aient été sans succès ; car il est constant que la propagation de la maladie a été bien moins étendue en Russie que dans les autres régions du globe qu'elle parcourt depuis 1817.

On ne peut toutefois dissimuler qu'une espérance que nous n'avons jamais partagée, mais qui pourtant était presque générale, a été complètement trompée; c'est celle que donnait la découverte récente du chlore employé comme désinfectant. Un médecin russe, que nous avons déjà cité, le docteur Janichen, nous apprend que l'usage de ce préservatif était commun dans toutes les villes ravagées par le choléra; mais, ajoute-t-il, le chlore et les chlorures n'ont exercé aucune influence sur le développement de la maladie, et on l'a vue prendre naissance au milieu des émanations du chlore qu'employaient continuellement toutes les classes de la société.

9°. Après la perte de cet espoir, nous ne connaissons de précautions utiles que celles qui éloignent des personnes exposées à la maladie, tout ce qui peut troubler l'action des forces vitales, tel que l'effroi, l'ivresse ou d'autres excès. Ces précautions sont les mêmes auxquelles on a recours, dans les lieux qu'infecte une contagion, pour prévenir l'absorption de son germe par les voies pulmonaires ou cutanées. Elles doivent être nécessairement aussi multipliées que les chances qui menacent la vie, alors que chacune de ses fonctions peut devenir à l'instant une cause de mort.

10°. On conçoit quelle déplorable incertitude doit s'attacher à l'usage de ces moyens de préservation ; mais il en est un dont le secours est assuré, c'est celui qu'indique Franklin. « Dans toutes les maladies contagieuses, disait ce sage, il faut prendre pour maxime de conduite de s'éloigner assez tôt, d'aller assez loin et de s'absenter assez long-temps pour y échapper. »

11°. Une expérience achetée de la vie de plusieurs millions d'hommes a fait adopter cet axiome par les habitans de l'Indoustan ; aussitôt que le choléra apparaît dans une ville, un village, une maison isolée, chacun s'enfuit, abandonnant ses propriétés et cherchant un refuge au loin, dans les champs, dans les bois et sur les montagnes. Cet exemple a été suivi dans les provinces russes ; et l'émigration des habitans de Moscou, d'Astrakhan, de Téflis, a tellement diminué la population de ces villes qu'elle a restreint la mortalité de la maladie. Il est vrai que dans plusieurs cas elle en a favorisé la propagation, les fuyards l'ayant portée avec eux et ayant disséminé son germe.

12°. Un moyen d'une exécution plus difficile a réussi néanmoins plusieurs fois ; c'est la séquestration. Les habitans d'une maison située au milieu d'une ville infectée, ceux d'une capitale au centre d'un pays ravagé par le choléra, ont été préservés de ce fléau en interceptant toute communication avec le dehors. Cette mesure a été exécutée avec un succès complet en 1819, à l'île de Bourbon; en 1820, aux Philippines; en 1823, à Alep, à Antioche, à Lataquié, en Syrie; en 1822, à Téhéran, en Perse; en 1823, à Astrakhan sur la mer Caspienne; et en 1830, à Sarepta sur le Volga. Dans toutes ces occurrences, que nous détaillerons ailleurs, le choléra a été arrêté, comme la peste d'Orient, en prévenant à temps et en empêchant tout rapport entre la population déjà infectée et celle qui n'avait pas encore le germe de la maladie.

13°. Les faits ont prouvé complètement que, le germe du choléra ne flottant point dans l'air libre, comme on l'a prétendu, on peut rester sans danger au milieu d'une ville où la maladie a fait irruption, et qu'il n'y a de chance d'en être atteint que par l'effraction du séquestre rigoureux auquel est soumise la maison où l'on trouve un asile.

L'ensemble de ces recherches établit, sur l'autorité de l'expérience, que, en ce qui concerne les moyens curatifs et les précautions hygiéniques, il en est du choléra pestilentiel comme des autres grandes contagions : les remèdes qu'on oppose à son invasion, pour sauver la vie des malades, sont inefficaces ou extrêmement incertains; les moyens prophylactiques ne donnent que des chances rares et douteuses ; mais les mesures sanitaires, pour arrêter ou prévenir l'irruption, pour la fuir ou pour s'en préserver par la séquestration, obtiennent au contraire le plus heureux succès.

CHAPITRE III.

Mortalité.

LES recherches que je vais présenter sur ce triste sujet, n'ont point pour objet de satisfaire une curiosité oiseuse. Leur but est de découvrir si le choléra pestilentiel, dans sa marche à travers tant de lieux différens et soumis à l'influence d'agens physiques d'une prodigieuse diversité, n'éprouve pas quelque atténuation dans ses effets meurtriers, soit par la puissance du climat, soit par celle de l'organisation sociale des peuples, ou par l'intervention des secours de l'art.

On conçoit, en y réfléchissant, que cette
tâche ne peut guère offrir que des aperçus plus
ou moins exacts sur la mortalité produite par
la maladie; et que, presque partout, le concours de plusieurs causes, agissant en sens
contraire, a mis obstacle à ce qu'on connût avec
précision le nombre d'individus victimes de la
contagion. Tantôt l'effroi public a exagéré les
ravages du mal; tantôt la prudence de l'autorité
s'est efforcée de les dissimuler; et, le plus souvent, une multitude d'habitans de toutes les
classes ont été enlevés par la mort, sans qu'il y
eût plus de possibilité de savoir exactement
l'étendue de la mortalité que de s'y opposer
efficacement.

Au Bengale on manque même de renseignemens complets sur la ville de Calcutta, qui est
le siége du gouvernement de l'Inde Britannique.
Il paraît cependant, par ceux qu'on a recueillis
sur la première irruption, qu'en 1817, dans les
trois mois et demi écoulés jusqu'au 31 décembre,
35,736 habitans de la ville et des faubourgs
furent atteints du choléra; il en mourut 2,300,
ou 1 sur 15. Mais, par la rapidité de l'attaque,
les distances, l'aversion des Indous pour la médecine européenne, et le désir superstitieux
d'attendre la fin de la maladie dont ils étaient
atteints dans le voisinage de quelque lieu sacré,

des milliers d'individus périrent sans demander aucun secours et conséquemment, sans que leur décès fût constaté. A Calcutta, la proportion des hommes aux femmes fut comme 4 à 1. Sur trois familles, grandes ou petites, il y en eut une ou deux dans lesquelles il périt un, deux ou trois individus, et, dans quelques cas, cinq ou six.

A Jessore, où l'on croit que naquit la maladie, 10,000 personnes moururent pendant les deux premiers mois. Dans le Mymensing, district arrosé par le Bourrampouter, le choléra régna deux ans de suite; et, d'après les listes de la police, la mortalité s'éleva à 10,714 individus. Les médecins la portaient beaucoup plus haut. En 1817, les dernières classes de la population furent presque les seules attaquées; mais en 1818, personne ne fut épargné; un dixième des habitans succomba.

On possède des données précises sur le district de Dacca, situé entre le Ganges et le Bourrampouter, vers les embouchures de ces grands fleuves. En seize mois, depuis août 1817 jusqu'en janvier 1819, sur 6,354 malades, il en périt 3,757 ou plus de moitié. Dans la ville de Sylhet, dont les rapports sont dignes de confiance, sur 3,316 maisons, contenant environ 18,896 habitans, il y eut, en cinq mois, 10,000 individus atteints du choléra ; il en mourut 1,197, ou un sur onze malades.

Dans le district de Nuddea, traversé par la branche du Ganges nommée Hougly, une population de 1,300,000 individus perdit, en un an, 16,500 habitans. On compta 25,500 malades, dont les deux tiers moururent. Sur 4,789 qui reçurent des secours, la perte fut seulement de 1,066 ou de moins d'un quart.

A Nattore, entre le Ganges et le Bourrampouter, la mortalité n'excéda pas un sur cent de la population en dix mois. Mais dans les campagnes le quart des malades succombèrent. Dans le même espace de temps, le choléra tua 15,571 habitans dans le district de Bangulpore. Il n'y eut pas un malade sur cent qui échappa à la mort.

La destruction fut moins grande dans d'autres lieux du Bengale. Patna ne perdit en trois mois que 1,539 habitans sur près de 250,000. Caunpore, dont la population est de 80,000 âmes, n'eut que 500 malades, dont 50 seulement furent emportés. A Saharunpore, sur 30,000 habitans, la perte ne fut que de 250; mais le choléra y reparut plusieurs fois, ainsi qu'à Agra, qui souffrit cruellement de son retour.

Dans l'armée anglaise, où la maladie fut combattue par toute la puissance de la science mé-

dicale, la mortalité, quoique encore considérable, fut moins terrible. La division du centre
perdit 230 Européens sur 3,500, et 534 natifs
sur environ 8,000. Les décès varièrent selon les
temps, et furent tantôt d'un sur 8, et tantôt
d'un sur 3 et demi. Dans la division de Hansi,
il n'y eut que 260 cas de choléra ; la perte fut
d'un sur 5 à 6 malades. Dans la division de
gauche, sur 8,500 hommes, 125 furent atteints ;
il en mourut 49, ou plus d'un tiers. Enfin, dans
la division de Nagpore, sur 4,000 hommes, il y
eut 13 Européens et 211 Cipayes attaqués du
choléra. Six des premiers moururent, et la perte
fut d'un sur 7 parmi les natifs.

En considérant l'irruption de 1817 et de
1818, séparément de celles qui la suivirent, les
médecins anglais du Bengale ont dit que la mortalité, quoique immense, fut cependant moins
grande que la terreur le fit croire généralement.
Ils estiment qu'elle fut proportionnelle à l'étendue et à l'intensité des populations qu'elle frappa.
Elle fut plus considérable au commencement et
au milieu de chaque irruption que vers la fin.
Quand elle fut combattue par des secours, elle
monta rarement au tiers du nombre des malades, et fut bornée fréquemment au cinquième.
Lorsque la maladie fut abandonnée à elle-même,
il périt, en général, la moitié de ceux qu'elle

avait atteints ; et même jusqu'aux deux tiers.

Dans l'île de Bombay, habitée par environ 200,000 individus, on constata, en l'espace de sept mois, 15,945 cas de choléra. Ainsi le douzième de la population fut infecté. Il périt 2,432 personnes, ou un malade sur 6.

Dans l'armée de Madras, les ravages de la maladie furent ainsi qu'il suit, d'après les documens officiels :

<table>
<tr><td colspan="3" align="center">EUROPÉENS.</td><td colspan="3" align="center">INDIGÈNES.</td></tr>
<tr><td>ANNÉES.</td><td>EFFECTIF.</td><td>INFECTÉS.</td><td>MORTS.</td><td>EFFECTIF.</td><td>INFECTÉS.</td><td>MORTS.</td></tr>
<tr><td>1818</td><td>10,652</td><td>1,087</td><td>232</td><td>58,764</td><td>3,314</td><td>664</td></tr>
<tr><td>1819</td><td>10,125</td><td>564</td><td>85</td><td>63,782</td><td>3,779</td><td>734</td></tr>
<tr><td>1820</td><td>9,416</td><td>356</td><td>69</td><td>76,870</td><td>3,322</td><td>758</td></tr>
<tr><td>1821</td><td>9,553</td><td>357</td><td>39</td><td>82,046</td><td>2,527</td><td>830</td></tr>
<tr><td>1822</td><td>10,813</td><td>774</td><td>170</td><td>74,707</td><td>548</td><td>199</td></tr>
<tr><td>TOTAL en 5 ans.</td><td></td><td>3,138</td><td>595</td><td></td><td>13,590</td><td>3,185</td></tr>
<tr><td>A ajouter. .</td><td></td><td>526</td><td>100</td><td></td><td>2,340</td><td>550</td></tr>
<tr><td>TOTAL. .</td><td></td><td>3,664</td><td>695</td><td></td><td>15,830</td><td>3,735</td></tr>
</table>

Ainsi, parmi les militaires européens, sur un effectif moyen de 10,000 hommes, il y en eut plus de 3,000 attaqués du choléra, en l'espace de cinq ans ; il en mourut environ 700 ou du quart au cinquième des malades. Parmi les militaires indigènes, au nombre de 71,000, 15,830 ou 1 sur 4 1|2 furent attaqués de la maladie, pendant la même période; la perte fut presque du quart des individus infectés.

D'après le docteur Conwel dont les informations ont été recueillies, en grande partie, dans la présidence de Madras, la mortalité peut être évaluée pour chaque irruption annuelle du choléra, dans la presqu'île de l'Inde, à 20 pour cent des forces militaires et à 6 pour cent de la population; ou en d'autres termes, elle est pour les troupes de 1 sur 5 individus, et pour les habitans d'environ 1 sur 16. La population des possessions britanniques dans l'Inde, s'élevant, d'après les évaluations officielles, à 40 millions, non compris les pays conquis pendant les dernières guerres, cette évaluation, qu'on peut considérer comme un minimum, porterait encore la mortalité annuelle produite dans l'Indoustan par le choléra pestilentiel, à deux millions et demi de personnes. En la réduisant à moitié, attendu quelques intermittences de la maladie, les ravages de ce fléau dans les plus belles contrées de l'Inde, pendant les quatorze dernières années, forment encore une perte de 18 millions d'hommes. Quelle serait donc l'étendue de ses effets meurtriers, si l'on y comprenait ceux qu'il a exercés dans un si grand nombre d'autres régions de l'Asie insulaire ou continentale ?

On n'a que des données vagues et peu nombreuses, sur la mortalité qu'ont éprouvée les pays étrangers à la domination européenne.

Le royaume de Siam perdit, en 1820, 40,000 personnes dans la seule ville de Bankok, sa capitale.

Il périt en 1822, dans l'île de Java, 102,000 habitans, dont 17,000 appartenaient à la ville de Batavia.

A Pékin, capitale de la Chine, le peuple ayant épuisé, dans les irruptions de 1822 et 1823, tous les moyens de sépulture qu'exigeait la multitude des morts, il fallut que le trésor impérial y pourvût.

A l'Ile de France, en 1819, la perte s'éleva à 7,000 individus, d'après une déclaration officielle, et à 20,000 selon des renseignemens particuliers.

A Lahore, en 1827, 30,000 habitans de la vallée furent enlevés par le choléra pestilentiel.

Différentes sources officielles et notamment les rapports des consuls de France, font connaître quelques détails sur les ravages du choléra dans l'Asie Occidentale, et même en Arabie.

Lorsqu'au mois de juillet de 1821, la maladie se répandit à Mascate et aux environs, l'Iman, qui est le souverain de cette ville, attesta, dans ses relations avec les envoyés anglais, que plus de 10,000 de ses sujets avaient succombé.

On ignore l'étendue des effets du choléra, dans l'île de Bahreim, et jusqu'à quel point il pénétra dans le désert de Nidjed, sur la côte arabique du golfe de Perse; mais à Bassorah, près de l'embouchure de l'Euphrate, il fit périr en onze jours plus de 15,000 personnes, sur une population de 60,000, et le nombre des morts a été porté au delà de 18,000.

Il ne tarda pas à gagner Bagdad, et d'après le témoignage du docteur Meunier, quoique sa durée ne fût que d'un mois en cette ville, il enleva le tiers de la population.

Bender-Abouschir, qu'il atteignit en même temps, et par où il s'introduisit en Perse, perdit le sixième de ses habitans, d'après les renseignemens que M. Gamba a recueillis. A Schiras, sur 45,000 personnes, 7,000 furent emportées en l'espace de 16 à 18 jours. A Yerd, la mortalité fut de 4,500 individus sur environ 25,000; mais il faut remarquer qu'à la première apparition de la maladie, une partie de la population de ces villes avait pris la fuite. Cette émigration fut immense à Tauris, où l'on compta 4,800 décès en 25 jours.

On ne sait point ce que perdirent les villes

d'Ispahan, Cachan, Khoom et Carbin, ni quelle fut la mortalité totale de l'armée persane campée devant Erzéroum ; mais on assure qu'il périt dans une seule journée de marche 2,000 soldats, et il faut croire que les troupes souffrirent considérablement de la maladie, puisque le prince Abbas Mirza , fils aîné du Schah, fut forcé de lever le siége au moment où la place allait se rendre, et que, malgré ses premiers succès , il ne put continuer de tenir la campagne contre les Turcs.

Au printemps de 1823, quand la maladie s'étendit par le Mazandéran sur les rives méridionales de la Caspienne, elle atteignit la ville de Salian, qui appartient à la Russie et dont la population est de 2,000 âmes; elle ne fit périr que 30 personnes seulement.

Dans l'automne suivant, parvenue à Astrakhan, sur la côte occidentale de la même mer, elle atteignit 216 personnes, dont 144 succombèrent. Ces deux termes montrent que, si la mortalité qu'elle produisit s'éleva jusqu'aux deux tiers des malades, du moins sa propagation fut singulièrement limitée. Il en fut ainsi en Arménie, en 1822. Dom Bournas, qui était sur les lieux, porte à 350 le nombre des Turcs et des chrétiens qu'elle fit mourir dans son irruption à Erzéroum et dans les villages voisins. A Kars, la perte fut bornée à 80 personnes, tandis qu'à Erivan, elle fut du cinquième de la population. Il périt au moins 1 individu par famille.

En passant de la Mésopotamie dans l'Algésira, avec les caravanes de Bagdad, le choléra s'avança vers la Syrie, et marqua sa route par ses ravages; il atteignit Moussol, sur le cours supérieur du Tigre, au mois de juin 1822, et il y enleva 300 personnes. Merdine, où il fit de grands progrès, fut sa seconde station. Diarbékir, où il parut ensuite, ne perdit que 30 habitans; il en mourut 400 à Orfa, et 500 à Biri, quoique cette ville n'ait pas le quart de la population de l'autre. Antab ne souffrit que très-peu; mais Alep, où la maladie ne dura pourtant que trois jours dans toute sa violence, vit périr 1000 de ses habitans.

Des dix villes de la Syrie qui furent infectées en 1823, celles du pachalik de Tripoli sont les seules dont on connaisse la mortalité. La cité de ce nom, qui a 15,000 habitans, n'eut que 5 cas mortels sur 31 malades. Tortose, dont la population est de 600 personnes, eut 123 malades, dont 39 succombèrent. A Lataquié, sur 511 malades on ne compta que 66 décès; la population s'élève à 6,000 âmes. Les villages voisins, qui ont un pareil nombre d'habitans, perdirent 249 personnes sur 715 atteintes par la

contagion. Ainsi, d'après ces nombres, recueillis
par M. Guys avec l'exactitude qui caractérise ses
travaux, cette partie de la Syrie, qui est peuplée
de 27,000 personnes, en eut 1,400 infectées
pendant cette irruption, et elle en perdit seulement 360. Il y eut conséquemment un vingtième
des habitans atteints par la maladie, et il périt
plus d'un quart des malades.

Il faut considérer ces données comme un minimum fort au dessous de la réalité, attendu que
la fuite avait dérobé, dans chaque ville, à l'action meurtrière de la maladie une multitude de
personnes comprises ici dans l'évaluation de la
population, et que, d'un autre côté, dans ces
grandes calamités publiques, une foule de victimes demeurent ignorées. Ces conjectures sont
appuyées par l'observation particulière des ravages du choléra, en Syrie, dans l'intérieur de
chaque famille. « J'ai vu à Lattaquié, dit M. Guys,
la maladie pénétrer dans une maison, en assail-
lir tous les locataires, et en faire périr 2 sur 5.
A Gesre, à Antioche, la proportion de la mortalité
fut plus grande. A Lattaquié même, d'après le
capitaine de port, il y eut des cas où sur 12
personnes demeurant ensemble, il en mourait
6 à 8. »

Pendant l'irruption du choléra dans les provinces de l'empire russe en 1830, la mortalité,

comparée au nombre des malades , a été ainsi qu'il suit :

	Jours.	Malades.	Morts.			
Téflis	62	2,222	1,575	ou	3 sur	4
Astrakhan.	28	5,912	4,043		2	3
Nijninovgorod . . .	64	1,879	982		1	2
Village de Pavloro.	33	466	233		1	2
Perme.	80	808	402		1	2
Saratof (gouv. de). .	63	11,278	6,029		1	2
Prov. du Caucase. .	114	16,109	9,373		2	3
Penza.	48	899	542		1	2
Kostroma.	52	250	125		1	2
Simbirsk (gouv. de).	28	746	320		1	2
Tambof	30	82	41		1	2
Woronese.	30	81	40		1	2
Twer	20	53	18		1	3
Novogorod	22	88	48		1	2
Kasan.	45	1,485	857		8	15
Koursk	12	45	37		3	4
Jaroslaf.	47	342	178		1	2
Rybinsk.	40	306	122		1	2
Vologda.	42	115	49		1	2
Cosaques du Don. .	33	2,050	1,334		13	20
Kharkoff	7	231	145		1	2
Izume.	7	59	20		1	3
Orenbourg.	20	67	12		1	5
Tartares Nogais. . .	14	100	20		1	5
Cosaques de l'Oural.	14	78	59		6	7
Kerson	30	600	200		1	3
Nicholaïeff	15	60	39		2	3
Odessa	10	16	8		1	2
Moscou.	60	8,130	4,385		1	2

(Cette dernière mortalité ne s'étend qu'au 14 novembre seulement ; c'est le chiffre donné par M. de Loder)

TOTAUX. . . 1,071 j. 54,367 m. 31,236 m ou 3 sur 5

La population de la plupart de ces provinces est maigre et disséminée à tel point qu'on est surpris qu'une maladie contagieuse puisse s'y répandre parmi les habitans. On ne compte que 70 personnes par lieue carrée dans les gouvernemens de Vologda, Perme et Saratof. Il y en a seulement 50 dans celui d'Orenbourg et 8 dans les provinces d'Astrakhan et du Caucase. Les pays les mieux peuplés, compris dans cette table, sont les gouvernemens de Kharkof et de Jaroslaf qui ont 500 habitans par lieue carrée, et ceux de Tambof et de Volhynie qui en ont 350. Il est évident, par la faiblesse de ces nombres, que c'est uniquement dans les villes et dans leurs environs où la population est concentrée, que le choléra-morbus a pu se propager; et c'est cette circonstance de la dissémination des habitans sur une surface quintuple ou décuple de celle qu'occupe la population de nos provinces, qui explique les limites circonscrites de la propagation du choléra dans l'empire Russe.

Cette série de faits authentiques sur la mortalité produite par le choléra pestilentiel, présente les résultats suivans:

1°. Dans l'Indoustan, le nombre des individus infectés et la proportion des décès a varié considérablement, suivant les lieux et selon les irruptions.

2º. Quand la maladie a été abandonnée à elle-même, elle a fait périr généralement la moitié de ceux qu'elle avait atteints, et même jusqu'aux deux tiers. On assure que, lorsqu'elle est combattue, la mortalité est rarement d'un tiers, et parfois bornée au cinquième du nombre des malades.

3º. La population prise en masse a offert les proportions ci-après : 1 individu sur 10 a été attaqué de la contagion, et il en est péri 1 sur 16. Ce dernier terme élève à deux millions et demi la mortalité annuelle causée, dans l'Indoustan, par le choléra.

4º. Il suppose, en réduisant ce nombre à moitié à cause de quelques intermittences, qu'en quatorze années d'irruption ce fléau a enlevé, dans l'Inde, au moins dix-huit millions d'habitans.

5º. En Chine ces désastres semblent avoir été beaucoup plus grands, sans doute à cause de la densité de la population.

6º. En Arabie, la mortalité s'est élevée, dit-on, dans l'enceinte de la ville de Mascate, au tiers de la population.

7º. En Perse, elle a été d'un sixième à Bender-Abouschir, à Schiras et à Yerd, sous l'influence d'une athmosphère sèche et pure et d'une chaleur de 36 degrés centigrades.

8°. Dans la Mésopotamie, elle a été du quart ou même du tiers du nombre total des habitans, dans les villes de Bassorah et de Bagdad qui sont situées sur l'Euphrate et le Tigre, au milieu de terres d'alluvions et dans une atmosphère saturée d'humidité.

9°. Elle a monté au cinquième de la population à Érivan et vraisemblablement à Tauris, sous l'empire d'une température de 28 à 3o degrés; mais à Erzéroum et à Kars, dans les montagnes de l'Arménie, elle a considérablement diminué.

10°. Elle a varié singulièrement dans les villes de la Syrie, sans qu'on puisse en découvrir la cause dans leur gisement ou dans les circonstances temporaires que nous connaissons. Elle ne s'est élevée en général qu'au dixième de la population, mais avec une telle diversité dans sa répartition que des lieux ont perdu la moitié de leurs habitans, et d'autres, comme Tripoli, 1 seulement sur 3,ooo.

11°. Cette diversité ne peut être attribuée à l'affaiblissement du principe de la contagion, puisqu'un quart des individus infectés ont succombé dans le pachalik de Tripoli, et qu'à Astrakhan il en est mort les deux tiers.

12º. Elle semble plutôt dépendre d'une moindre facilité de propagation du germe de la contagion qui, dans cette partie du Levant, trouve une population moins nombreuse et moins condensée que dans l'Inde, des communications moins multipliées que dans la Mésopotamie et la Perse, et une longue habitude des mesures sanitaires et des remèdes que les Francs opposent à la peste, et qui seuls peuvent restreindre les progrès du choléra et diminuer ses effets meurtriers.

13º. Dans tous ces pays, le nombre des femmes qui succombent à la maladie ne s'élève guère qu'au quart de celui des hommes, ce qu'on peut attribuer à leur constitution, à leurs habitudes sédentaires et à leur régime.

14º. Pendant l'irruption du choléra, en 1830, dans les provinces de l'empire russe, les progrès de la contagion parmi les habitans, et la proportion des morts aux malades, ont différé selon les lieux et les époques. Les régions méridionales sont celles où la maladie s'est étendue davantage et avec le plus de rapidité; et les villes qui n'ont reçu l'infection qu'à la fin de l'automne n'en ont que très-peu souffert.

15º. A Téflis, les trois quarts des malades ont succombé, et les deux tiers à Astrakhan et dans la province du Caucase. Il en a péri presque partout la moitié, et seulement un cinquième parmi les peuples nomades et dans les lieux gisant au centre des steppes.

16°. L'irruption la plus longue a duré 114 jours, et les plus courtes une vingtaine. Celles-ci appartiennent à l'arrière-saison, tandis que les plus prolongées ont commencé en été.

17°. Le nombre de malades et de décès le plus considérable a eu lieu dans la province du Caucase; on y a compté plus de 16,000 personnes attaquées par la maladie, et il en est mort environ 10,000.

18°. Les termes numériques officiels que nous avons pu jusqu'à présent recueillir donnent, étant réunis, les totaux suivans, qui sont un minimum fort au dessous de la vérité. Du milieu de juin 1830 au 15 novembre suivant, les documens publics constatent qu'il y a eu 54,367 personnes atteintes du choléra, et que sur ce nombre il en est mort 31,236.

19°. En comptant la durée de l'irruption depuis l'invasion opérée par l'importation du germe de la maladie sur le territoire russe jusqu'à son engourdissement par le froid de l'hiver, elle a été de cent cinquante jours ou cinq mois; mais en calculant son étendue partielle dans chacun des principaux lieux qui ont été ravagés, elle a été de 1071 jours.

20°. Si l'on divise par ce nombre celui des malades et des décès, on trouve que pendant une période équivalant à trois années, il y a eu 51 individus atteints chaque 24 heures par la contagion, et que sur ces 51 malades il en est mort 3o ou les trois cinquièmes.

21°. Les nombres donnés par les tables officielles sont certainement beaucoup au dessous de la vérité, attendu que, d'une part, une foule de cas ont échappé aux recherches, et que de l'autre on en a dissimulé une multitude par des motifs de nature diverse. On peut croire, sans exagération, qu'il y a eu, pendant l'irruption du choléra en Russie, au delà de 100,000 individus infectés de la contagion, et que la mortalité a dépassé 6o,ooo personnes.

22°. D'après cette conjecture, les malades ont formé la 420° partie de la population totale, et les morts la 700°. Mais la contagion n'ayant parcouru que la moitié des provinces de l'empire, il faut reconnaître qu'elle a attaqué 1 homme sur 210, et qu'elle en a tué 1 sur 35o.

CHAPITRE IV.

Mode de propagation.

Les maladies dont les ravages meurtriers frappent simultanément un grand nombre d'hommes sont divisées par leur nature en deux classes, qui n'ont de commun entre elles que l'étendue de leur action.

Les unes sont les épidémies, les autres les contagions.

Les premières sont produites par des causes très-diversifiées qui altèrent la salubrité des agens nécessaires à la vie, tels que l'air, les eaux et les alimens. Les limites de leurs effets sont exactement celles de la sphère d'action de leurs causes originelles. Ainsi, les épidémies qui proviennent de l'altération de l'air par les exhalaisons des marais, sont bornées aux pays où il existe des eaux stagnantes. Celles qui résultent d'alimens malsains, n'attaquent que les hommes obligés d'en faire usage, et celles qui ont leur source dans les intempéries cessent avec les perturbations atmosphériques dont elles manifestent l'influence.

Les contagions, au lieu de naître, comme les épidémies, de la simple modification des agens ordinaires de la vie humaine, semblent enfantées par des principes morbifiques, des germes vénéneux dont les conditions d'existence varient singulièrement de l'une à l'autre et constituent leurs caractères spécifiques. Mais il faut l'avouer, nous ne les connaissons guère que par leurs effets, et nous ignorons complètement leurs causes primitives. Leur distribution sur le globe est analogue à celle des espèces du règne organique; et chacune d'elles prend naissance, comme les végétaux, les insectes, dans une région particulière exclusivement à toutes les autres. La peste provient de l'Asie occidentale, la variole est sortie de l'Arabie, le choléra-morbus tire récemment son origine du Delta du Ganges; enfin, le Pian caraïbe, la syphilis, le Matlazahualt et la fièvre jaune appartiennent au Nouveau-Monde , et ne sont connus des Européens que depuis la découverte de l'Amérique. Au contraire, les épidémies résultant des causes qui peuvent se retrouver sur les points les plus distans se montrent dans les deux hémisphères avec des formes identiques; et les fièvres des Jongles de l'Inde ne diffèrent point par leur nature et leurs symptômes de celles qui s'exhalent des Palétuviers des Antilles. Mais ce qui plus spécialement encore caractérise les contagions, c'est la reproduction de leur germe par une force assimilatrice semblable à celle du levain; c'est leur transmission aux hommes et aux choses par le contact ou même à distance; c'est enfin leur propagation qui s'opère, non pas, comme dans les épidémies, par des attaques simultanées, éparses et sans ordre, mais bien par une marche progressive, régulière, proportionnée aux distances et dirigée d'après des lignes itinéraires constamment identiques avec les communications commerciales et maritimes les plus fréquentées.

Des diversités si frappantes et si nombreuses sembleraient devoir empêcher de jamais confondre une contagion avec une épidémie; et cependant c'est lorsque cette confusion peut exposer l'Europe au péril le plus imminent que, méconnaissant la nature du choléra oriental, au moment où il vient d'arriver sur les bords de la Vistule et menace de pénétrer dans le cœur de l'Europe, qu'on prétend soutenir que ce fléau n'est qu'une épidémie provenant d'une infection locale et ne se communiquant point par contagion.

Pour détruire ces erreurs dangereuses, il suffira de rassembler les faits consignés dans les rapports officiels adressés en France et en Angleterre par les médecins, les consuls et les autorités locales des pays qu'infecte depuis quinze ans cette redoutable maladie.

Ces faits établiront :

1°. Que le choléra pestilentiel n'est point une épidémie;

2°. Qu'il se propage par contagion.

1°.

S'il est vrai, comme on l'assure, que le choléra oriental ne doit point son existence à un principe contagieux, et qu'il faut le classer parmi les maladies épidémiques, ses causes résident nécessairement dans les agens physiques qui peuvent exercer sur la vie une influence délétère ; et l'on ne peut manquer de les découvrir dans les effets d'une haute température, dans l'accroissement ou la diminution de l'électricité atmosphérique, dans l'excès d'humidité de l'air, dans les émanations des bois ou des marais, dans la malpropreté des maisons ou des villes, dans l'accumulation des hommes, dans la nature de leurs alimens, ou enfin dans les dispositions physiologiques des races humaines. Recherchons donc avec soin si les faits permettent d'attribuer à l'une de ces causes ou au concours de plusieurs d'entre elles la production du fléau qui ravage l'Asie et épouvante l'Europe.

1°. En voyant naître le choléra-morbus dans l'Indoustan, sous le tropique et précisément au solstice d'été, pendant une année dont la température fut fort élevée, une opinion commune en accusa l'excès de la chaleur. On fut confirmé dans cette idée en observant qu'il disparaissait constamment, lorsque la saison amenait un abaissement thermométrique de quelques degrés, et que son retour n'avait lieu que sous l'influence d'une haute température. Au rapport du consul français de Saint-Jean d'Acre, lorsqu'en 1821 le choléra s'introduisit dans la presqu'île arabique et dans la Mésopotamie, les habitans attribuèrent l'effroyable mortalité qui signala son irruption, aux chaleurs excessives qu'ils éprouvèrent alors et dont l'époque coïncida avec celle de son apparition. Mais on remarqua bientôt que cette même cause, quoique agissant presque chaque année avec une pareille intensité, n'avait point jusqu'alors produit de pareils effets; et que depuis, en se renouvelant, elle ne les avait pas fait renaître. Aussi le docteur Salinas, qui assistait en 1823 au désastre d'Alep, confirmant l'opinion que j'avais énoncée

dans mon premier rapport à la Commission sanitaire centrale, est d'avis que le climat n'influe
en rien sur la maladie, et qu'elle a la même intensité dans les pays froids et humides que dans
ceux chauds et secs.

J'avais déjà montré, dans un rapport publié
en 1824, que l'élévation de la température ou ses
variations ne sont point, comme on l'a cru, au
Bengale, à Mascate, à Java et même à Bourbon,
la cause originelle de la maladie, puisque l'uni-
formité des saisons, sous la zône torride, ramène
périodiquement le même degré de chaleur et
des variations thermométriques fort rapprochées; et que cependant il est constaté que dans
ces pays le choléra n'avait point paru depuis un
temps immémorial. Pendant les nombreuses campagnes des troupes anglaises dans l'Inde, les soldats européens et indigènes ont été exposés à
toute espèce de variations atmosphériques, le
jour, la nuit, dans toutes les saisons, dans tous
les lieux; et il n'est rien arrivé de semblable à la
maladie pestilentielle qui a presque dépeuplé le
camp du général en chef marquis Hastings, et
qui a poursuivi dans ses conquêtes l'armée d'expédition contre les Birmans. L'excès de la chaleur n'a rien produit de pareil dans les armées
françaises, qui, pendant le dernier siècle, dis-
putaient à l'Angleterre la domination de la pres-

qu'île de l'Inde. De nos jours, il n'a exercé aucun effet analogue dans les marches des troupes de lord Lake au mois de septembre, lorsque les militaires anglais étaient exposés à une température que l'action immédiate des rayons solaires élevait au delà du 65ᵉ degré centigrade ou 52ᵉ5o réaumurien.

Malgré ces faits, plusieurs personnes persistèrent à regarder le choléra comme une maladie de la zône torride que l'Europe n'avait point à redouter ; et lui appliquant, comme on le fait encore aujourd'hui, les idées spéculatives auxquelles la fièvre jaune a donné naissance, elles cherchèrent ses limites naturelles dans l'échelle des degrés de latitude. Je repoussai ce système en remontrant que, l'élévation au dessus du niveau de la mer atténuant la température comme l'élévation des latitudes, il existait déjà plusieurs exemples du développement de la maladie dans les hautes régions de l'atmosphère, et conséquemment sous l'empire d'une faible chaleur. Dès 1818 le choléra était parvenu à Catmandou, dans le Népaul, au pied des monts Himalaya, à 5,000 pieds anglais ou 1520 mètres au dessus de l'Océan, ce qui revient à la hauteur du Puy-de-Dôme. En 1817, il avait envahi le plateau de Malwa, au centre de la presqu'île de l'Inde, et dont les villages sont situés à 900 mètres au

dessus de la mer. En 1819, il pénétra jusqu'à
Kandy, au milieu des montagnes de l'île de Ceylan, à une hauteur de 760 mètres. Enfin en 1822,
dans ses progrès à travers l'Arménie, il atteignit
Erzéroum, ville que le voyageur Brown estime
être à 7,000 pieds anglais, ou 2,128 mètres au
dessus du niveau de la mer, élévation semblable
à celle de l'hospice du mont Saint-Gothard.

Ces faits portaient témoignage que le choléra
n'est point enfanté par la chaleur, qu'il n'a pas
même besoin d'une haute température comme
condition d'existence, et que conséquemment
le climat de l'Europe n'offrait aucune garantie
contre son introduction, même sous les hautes
latitudes de notre continent. J'insistai sur l'en-
chaînement de ces inductions rigoureuses, dans
un rapport au Conseil supérieur de santé, transmis au gouvernement Russe, par le ministre des
affaires étrangères, lors de la première apparition du choléra oriental sur les rives de la mer
Caspienne. Mes tristes prévisions n'ont été que
trop confirmées. En 1830, le choléra a éclaté au
mois de juin, par le 38ᵉ degré de latitude, dans
les nouvelles provinces russes au delà du Caucase. En juillet, il ravageait Astrakhan par le 46°.
A la fin d'août, il décimait la population de
Penza, par le 53ᵉ. En septembre, sous une
température décroissante, il envahissait Kasan,

7

au delà du 55ᵉ parallèle ; et avant le mois d'octobre, sous l'influence d'une chaleur de moins
en moins grande, il infectait sous le 60ᵉ de latitude, les gouvernemens de Perme et de Vologda.

Ainsi, le choléra-morbus est indépendant jusqu'à ce point de la température des lieux, qu'il
éclate depuis l'équateur jusque vers le cercle
polaire, et depuis le niveau de la mer jusqu'à la
hauteur des lieux habités les plus élevés de
notre continent.

Dans cette prodigieuse étendue, j'avais cru que
du moins ses funestes irruptions trouvaient
des limites, quant à leur durée, dans la succes-
sion des saisons, qui ramène périodiquement les
frimas. Un effrayant phénomène vient de montrer que j'étais dans l'erreur, et que le froid le
plus rigoureux ne produit pas *infailliblement*
l'extinction de la maladie.

Vers la fin de novembre dernier, lorsque les
terres de la Russie étaient couvertes de glaces,
et que le thermomètre descendait à 16 degrés
au dessous de zéro, le choléra continuait ses
ravages à Moscou, atteignant, dans les 24 heures,
jusqu'à 118 personnes, et en faisant périr plus
de 60. Le 16, on comptait dans la ville 1,030
malades, dont un tiers seulement susceptibles
de guérison. Enfin, dans les derniers jours de
février, plus de 5 mois après l'introduction de

la maladie dans Moscou, le germe en existait
encore, affaibli sans doute notablement, par
l'action prolongée de la température hivernale;
mais pourtant, conservant assez de puissance
pour se propager et frapper avec la même violence de nouvelles victimes.

Il est vrai que cette persistance du choléra
pendant la saison froide est un phénomène sans
exemple, qu'il faut attribuer conséquemment à
l'influence de quelque cause locale. En examinant les diversités qui existent entre les coutu-
mes de la Russie et celles de la Perse ou de l'Indoustan dont on peut tirer l'explication de
cette anomalie, j'incline à croire qu'on doit en
accuser l'usage des fourrures et celui des énormes
poêles qui maintiennent dans l'intérieur des
maisons russes une température extrêmement
élevée. On conçoit que le germe de la maladie
puisse se développer et se conserver sous l'empire de la chaleur artificielle, que donnent ces
moyens, comme il le ferait ailleurs ou dans une
autre saison, par l'effet d'une haute température
atmosphérique.

2°. Lorsqu'en 1817 le choléra pestilentiel sortit inopinément du Delta du Ganges, on put
avec vraisemblance l'attribuer à une infection
née des exhalaisons marécageuses, qui s'élèvent
vers les embouchures de ce grand fleuve, des

Jongles, des forêts noyées dont ses rivages sont couverts. Cette opinion a résisté aux épreuves de l'expérience, et, comme la plupart des erreurs médicales, a produit de funestes effets. Par exemple, en 1828, le navire de la compagnie des Indes l'*Abercrombie-Robinson* étant parti de Bombay, où régnait le choléra, il fut assailli par cette maladie le jour même qu'il mit à la voile. Au lieu d'en chercher l'origine dans les communications de son équipage avec une ville infectée, on attribua le mal à l'humidité; et en conséquence, loin de recourir à tous les moyens de ventilation, on ferma les sabords soigneusement, et l'on tint autant que possible les marins renfermés entre les ponts. En suivant ce système, la maladie se propagea si promptement qu'en cinq jours 38 hommes en furent atteints; et elle devint si violente que 24 en moururent, la plupart quelques heures seulement après l'invasion et malgré l'emploi de tous les moyens médicaux *.

Plusieurs praticiens russes ont adopté, pendant l'irruption de Moscou, l'idée que le choléra était produit ou favorisé par l'humidité de l'air. « Son miasme, dit le docteur Janichen, a une affinité particulière avec les vapeurs d'eau de l'atmosphère;

---

* *Canton register*, octobre 1829.

et il jouit de la même volatilité qu'elles. On peut admettre qu'il leur est inhérent, qu'il est précipité de l'atmosphère avec les brouillards, et qu'il peut être transporté par un léger courant d'air.»

Cette explication si précise est non-seulement privée de l'appui des faits, mais encore elle est en contradiction avec leur témoignage. On a bien pu croire que le choléra avait l'humidité atmosphérique pour cause originelle, ou tout au moins pour condition nécessaire, tant qu'il a régné seulement sur les bords du Ganges, de l'Indus et de la Jumna, et sur les rivages de l'Océan indien, où une haute température produit une immense évaporation de la mer et des fleuves. Mais, cette conjecture a été repoussée par tous les observateurs, et spécialement par le Bureau médical de Calcutta, qui l'avait d'abord accueillie. Il a suffi, pour la détruire, de voir la maladie, qu'on croyait attachée à l'automne parce qu'elle est la saison des pluies, exercer les mêmes ravages pendant les sécheresses de l'hiver des tropiques. Il a suffi de la suivre sur les versans de l'Himalaya et du Caucase, à Catmandou et à Erzéroum, à une hauteur dans la région moyenne de l'atmosphère où l'hygromètre indique le minimum d'humidité de l'air. Il faut ignorer totalement l'histoire de la maladie pour admettre qu'elle provient de cette cause ; car ses progrès en Afrique et dans le nord de l'Europe prouvent irréfragablement qu'elle est indépendante des vapeurs aqueuses. En effet, elle s'est montrée également et avec la même intensité sous l'équateur, où la quantité des pluies est de 80 pouces, et sous le 60ᵉ degré de latitude, où elle n'est que de 18 ou moins d'un quart. Elle règne dans l'Asie tropicale, où l'évaporation annuelle est de 70 pouces, et en Russie, où elle n'en dépasse pas 20. Enfin, elle manifeste le même pouvoir au milieu des sables arides de l'Arabie, des plateaux calcaires et dépouillés de la Perse et des steppes nitreuses de la Tartarie, que sur les rives humides du Ganges, de l'Euphrate et du Volga. Pour être convaincu qu'elle ne provient ni des pluies, ni des vapeurs aqueuses de l'air, ni des exhalaisons des marais, il ne faut que se rappeler qu'elle a ravagé Mascate et l'île de Bahreim, sur le littoral de la presqu'île Arabique, et que ces lieux, voisins d'immenses déserts entièrement privés d'eau, n'en ont point d'autre eux-mêmes que celle de puits profonds qui fournissent à peine aux besoins des habitans.

3°. Une hypothèse adoptée en plusieurs pays, par l'opinion populaire et même par de nombreux praticiens, est celle qui attribue le choléra pestilentiel à une altération particulière de l'atmosphère. Les habitans de la Syrie n'ont pu s'expliquer autrement cette redoutable maladie en la voyant attaquer soudainement l'homme le plus robuste, dans l'état de santé le plus florissant, et sans qu'aucun malaise, aucun affaiblissement précédât l'apparition des premiers symptômes; ils ont cru que c'était un poison répandu dans l'air, un feu qui s'introduisait dans le corps humain par la respiration. Dans cette persuasion, ils lui ont donné le nom de *El Haoua*, qui signifie vent pestilentiel, et ils l'ont comparé au *Sam* ou *Samiel*, vent du désert, qui fait périr les hommes et les animaux, quand ils ne peuvent se garantir de sa pernicieuse influence. Mais, par une contradiction, qui disparaît si l'on admet que cette appellation est seulement l'une de ces métaphores si communes dans le langage figuré des peuples de l'Orient, ils reconnaissent que la maladie est venue de l'Inde par les voies commerciales; d'où il suit que le nom qu'ils lui ont imposé en indique bien moins la nature et l'origine qu'elle n'en peint l'effet meurtrier et l'effrayante rapidité.

Plusieurs médecins se sont rencontrés dans leurs conjectures avec l'opinion populaire des Arabes et des Syriens. Le docteur Ainslie crut d'abord que le choléra était l'effet d'une altération des propriétés de l'atmosphère; mais il a, depuis, abandonné complètement cette première idée. Le docteur Janichen l'a renouvelée récemment; et il suppose, dans son premier mémoire, que le miasme de la maladie flotte dans l'atmosphère, transporté par les vents et précipité avec les brouillards.

Cette hypothèse s'accorde mal avec les phénomènes qui accompagnent la maladie dans ses irruptions, et qui diffèrent tout-à-fait de ceux que produiraient nécessairement la diffusion d'un principe délétère dans l'air atmosphérique, et sa translation d'un lieu à un autre, par l'action des vents. Il est évident que, si la cause du choléra résidait dans l'air, elle atteindrait simultanément et indistinctement tous les habitans d'une même ville, d'un même pays, puisque les fluctuations de l'atmosphère en dissémineraient le germe instantanément. Or il en est tout autrement : la maladie s'avance dans un pays, par des progrès lents et successifs; elle envahit les uns après les autres les quartiers d'une ville, les villages épars dans les campagnes, les provinces limitrophes, les régions qui communiquent ensemble. Au lieu d'être rapide comme les vents qui, dit-on, lui servent de véhicule, elle ne gagne du terrain que lentement, de proche en proche, et par une marche dont la durée est proportionnée aux distances. Il lui a fallu une année entière pour traverser la presqu'île de l'Inde, trois ans

pour passer de Bombay dans le golfe Persique,
et trois autres pour atteindre, en parcourant
d'un côté la Syrie et de l'autre la Perse, les bords
de la Méditerranée et ceux de la mer Caspienne.
Dans l'irruption de 1830, il lui a fallu trois mois
pour s'étendre des provinces au delà du Caucase
jusqu'à la ville d'Astrakhan ; et elle a mis soixante
jours à franchir l'intervalle de 350 lieues qui la
sépare de Moscou.

Dans la supposition où le germe de la maladie
serait porté par les courans d'air, ses ravages auraient exclusivement pour époque la domination
de certains vents, et ils seraient renfermés dans
l'espace qui en est, pour ainsi dire, le lit. Le choléra serait alors comme la Malaria que ramènent
périodiquement, en plusieurs villes d'Italie, les
vents d'automne qui, en balayant les marais,
se sont chargés de leurs exhalaisons. Mais, ce
qui prouve qu'une telle analogie n'existe point,
c'est que le choléra règne dans toutes les saisons, et conséquemment à des époques où la
direction des vents varie à l'infini. Sorti du Delta
du Ganges, il s'est étendu au sud-est, à travers
l'Océan Indien, jusqu'aux îles Moluques, à douze
cents lieues de son point de départ. Dans le
même temps il s'est propagé au sud-ouest, en
traversant la mer d'Afrique, jusqu'aux îles de
France et de Bourbon, à quatorze cents lieues

de l'endroit de son origine. Il en était à plus de mille, quand, en se dirigeant à l'occident et au nord-nord-est, il est parvenu dans ces deux directions, jusqu'au littoral de la Syrie et aux embouchures du Volga ; et en pénétrant en Europe, son germe est arrivé à plus de dix-huit cents lieues du pays où il a pris naissance.

Une infection atmosphérique qui aurait ainsi parcouru des lignes itinéraires d'un développement de cinq à six mille lieues, posséderait certainement le pouvoir d'envahir le globe entier, et dériverait de causes générales. Elle ne serait point demeurée stationnaire pendant une partie de 1823, sur le rivage de la Méditerranée, sans passer seulement à l'île de Chypre, qui n'est pas à trente lieues de l'endroit de ses ravages. Elle n'aurait point épargné, en 1830, la ville de Sarepta en Russie, lorsqu'elle atteignait dans son cours meurtrier les autres cités qui gisent comme elle sur le Volga, et auxquelles elle est intermédiaire. Damas et Saint-Jean-d'Acre l'auraient éprouvée en 1823, quand elle ravagea treize villes de la Syrie et de la Caramanie, qui étaient sous l'empire des mêmes agens physiques. Enfin, ce qui montre évidemment que son principe n'existe point dans l'atmosphère, c'est que, dans l'enceinte même d'une ville dont elle décime la population, ses effets ne s'étendent point aux individus séquestrés dans leurs demeures, et qui respirent pourtant le même air qu'on accuse de donner la mort autour d'eux. Les exemples d'Alep et de Lataquié mettent hors de doute ce fait important; et l'on peut y joindre celui du Kremlin, plus récent, plus mémorable, et qui semblait devoir donner de plus utiles leçons.

Rien n'est plus remarquable que l'opposition qu'offre la marche de la maladie et les circonstances qui l'accompagneraient nécessairement si son germe existait dans l'atmosphère. Tandis que les murs d'une ville, l'enceinte d'un palais, les barrières bien surveillées d'un village ou d'un quartier suffisent pour arrêter le choléra pestilentiel, ce fléau franchit les chaînes des plus hautes montagnes, celles qui, comme les Gates et le Caucase, élèvent leurs cimes au delà de la région des nuages et des courans atmosphériques. Il ne s'est jamais écoulé un mois depuis l'arrivée de la maladie au pied de l'un des versans de ces montagnes jusqu'à son apparition de l'autre côté de leur chaîne. On verra d'ailleurs, dans l'itinéraire du choléra pendant ses irruptions dans la presqu'île de l'Inde et dans les provinces russes au delà du Caucase, qu'il se manifeste d'abord et constamment de l'un et de l'autre côté des montagnes, dans les lieux les plus rapprochés des défilés, des passages fréquentés par les caravanes et les voyageurs, et non indifféremment sur tous les points, comme il en adviendrait d'une infection dont le principe serait disséminé dans l'air.

Lorsque les ravages de la maladie étaient encore bornés au Bengale, on pouvait bien admettre, sans invraisemblance, comme le Bureau médical de Calcutta en 1819, que cette infection provenait de l'extrême humidité qui rendait la surface du pays semblable à celle de l'Egypte pendant l'inondation du Nil, et que les vents étaient la cause motrice qui la propageait d'un lieu à un autre. Mais cette hypothèse, hasardée lorsqu'on n'avait encore qu'une connaissance imparfaite de la maladie, n'a pu être renouvelée dans ces derniers temps par un médecin moscovite sans se trouver contredite par une multitude de faits. Comment admettre que le germe du choléra est porté par les courans d'air, quand on le voit se disséminer dans la mer de l'Inde, à contre-mousson, et faire des progrès simultanés dans des directions contraires, au milieu des pays de la zône torride où les vents sont constans et généraux? Comment supposer que ce germe est dirigé par les courans atmosphériques, quand on remarque que la maladie suit les grands chemins, qu'elle n'a qu'une seule

direction quand il n'y a qu'une seule route, et
que la ligne de ses progrès ne se ramifie que
lorsqu'il y en a plusieurs? En Perse, elle s'est
montrée constamment suivant les communications commerciales établies entre le golfe Persique et la mer Caspienne ; dans la presqu'île de
l'Inde, elle s'est propagée primitivement par le
chemin qui conduit de Calcutta à Bombay ; en
Russie, elle s'est avancée le long du rivage occidental de la Caspienne, par la route unique qui
lie les provinces méridionales avec Astrakhan ;
mais aussitôt que, en remontant le Volga, elle
s'est introduite dans le centre de l'empire, sa
ligne itinéraire s'est divisée et subdivisée comme
les communications intérieures, et elle s'est répandue successivement dans vingt-neuf provinces et dans quatre-vingts villes.

5° Des observateurs distingués, témoins des
ravages du choléra pestilentiel, ont été frappés
si vivement de l'étonnante rapidité de ses effets
meurtriers, qu'ils ont cru pouvoir les attribuer
à quelque modification dans l'action du fluide
électrique. Le respectable docteur Loder, médecin de l'empereur à Moscou pendant l'irruption
de la maladie en cette capitale, a donné à cette
conjecture le soutien de son autorité. Le médecin
anglais Orton avait déjà avancé, il y a plusieurs
années, que c'était à l'absence de l'électricité at-

mosphérique que le choléra devait son origine.

Cette opinion est entièrement privée de preuves expérimentales. Elle est uniquement appuyée sur la promptitude de la mort des personnes atteintes par le choléra, qu'on dirait avoir été frappées par la foudre; mais, du reste, les symptômes de la maladie n'ont aucune analogie avec les caractères qu'offrent les animaux soumis à l'action des phénomènes électriques. D'ailleurs, s'il y avait quelque fondement dans cette hypothèse, le choléra suivrait les lois de la distribution du fluide électrique, selon les saisons, les latitudes et l'élévation des lieux ; et soit qu'il naquît de l'excès ou du défaut de ce puissant agent, il ne se manifesterait pas également au mois de juillet et en décembre, sous l'équateur et vers le cercle polaire, au niveau de la mer et à une hauteur surpassant le mont Saint-Gothard, enfin dans une multitude de circonstances et de localités où les phénomènes électriques sont essentiellement différens. L'existence de la maladie dans chacune de ces occurrences, où la cause qu'on lui prête varie du maximum au minimum de son action, prouve donc complètement qu'il faut lui chercher une autre origine.

5° La malpropreté des maisons et des villes a été considérée par plusieurs praticiens comme la cause du choléra. On a remarqué en effet que dans beaucoup de lieux il éclate d'abord dans les quartiers habités par les dernières classes du peuple, dans les cases des Nègres ou des Indous, dans les tavernes des matelots. Mais, si la pauvreté, les habitudes et les maux qui l'accompagnent, faisaient naître ce fléau, n'aurait-il donc apparu que depuis quinze ans? Ne serait-il pas endémique de l'Europe plutôt que de ces contrées, où le climat et la religion font un plaisir et un devoir d'ablutions fréquentes? Comment se serait-il manifesté dans les palais des Nababs, dans le Harem du prince royal de Perse, dans l'hôtel du gouverneur d'Astrakhan, sous les tentes et dans les casernes des troupes anglaises de l'Inde, dont la propreté recherchée le disputerait avec avantage à la demeure de plus d'un souverain ?

Le défaut de police dans les villes et l'accumulation de leurs habitans ne peuvent pas être accusés avec plus de fondement de produire le choléra. En Perse, en Égypte, en Russie, des lieux qui sont exactement dans les mêmes conditions ont été les uns attaqués, les autres épargnés, par la maladie. Damas, Jérusalem, qui n'ont aucun avantage sur Alep et Antioche quant à la propreté des rues, à leur ventilation, aux soins hygiéniques des autorités et des habitans, ont échappé en 1823 aux ravages du choléra, qui régnait avec violence dans les autres villes de la Syrie. Et quant à la condensation de la population, on sait qu'elle donne lieu, en effet, dans certaines circonstances, aux typhus contagieux, mais qu'elle ne produit, depuis des siècles d'observations, aucune maladie ressemblant le moindrement par ses symptômes au choléra oriental. Loin d'être accumulés, les habitans de tous les pays que ce fléau a parcourus depuis 1817, sont, au contraire, disséminés sur de vastes surfaces. Les Indous, qui en éprouvent les effets meurtriers, presque sans relâche depuis quinze ans, n'habitent point, comme la population de nos capitales, dans des maisons communes à des centaines d'individus; chaque famille a sa demeure séparée. Il en est ainsi dans tout l'orient; et c'est précisément la partie du globe dont les habitans sont le moins aglomérés, celle dont les villes renferment autant de jardins que d'édifices.

Ce n'est pas davantage la réunion de beaucoup de personnes, dans un même lieu ou dans un même territoire, car la maladie a désolé indistinctement des villes populeuses, comme Calcutta, Bénarès, Surate, et des villages presque déserts, des postes militaires ne contenant qu'une faible garnison. Elle a parcouru, avec la même violence, le Bengale, qui compte 1200 habitans par lieue carrée, et les provinces rus-

ses, qui n'en ont que huit, comme les gouvernemens russes d'Astrakhan et du Caucase.

6°. L'opinion que cette grande calamité provient de l'usage d'une espèce particulière de
nourriture, fut accueillie par plusieurs médecins
de l'Indoustan, lors des premières irruptions.
Le riz moissonné en 1817, dans le territoire de
l'Oude en fut particulièrement accusé. On supposa que le grain de cette plante alimentaire était
infecté, comme le blé ergoté, par quelque espèce
de cryptogame vénéneuse, et on imposa, d'a-
près cette idée, le nom de *Morbus oryzeus*, à la
maladie nouvelle qu'on croyait en provenir.
Mais la durée du choléra, son extension à des
contrées dont les habitans ont un régime tout
différent, montrent l'erreur de cette conjecture
et de plusieurs autres semblables, parmi lesquelles
je ne citerai que celle qui faisait regarder une
espèce de poisson pêché journellement dans le
Ganges, comme l'origine locale de la maladie.

De même que dans des documens officiels on
attribuait, il y a quelques années, la fièvre jaune
aux émanations odoriférantes du Lilas des Indes
(*Melia azedarach*), un praticien du Bengale, le
docteur Henderson, a cru que le choléra pourrait
bien être l'effet des émanations de l'Antiar *, arbre

---

* *Antiaris*, Lechenault. Il appartient à la famille des Urticées.

vénéneux de l'Archipel Indien ; il s'appuyait sur l'analogie des symptômes de la maladie, avec ceux produits par l'empoisonnement au moyen du suc propre de cet arbre ; et il prétendait que l'invasion résultait de l'existence d'une matière vénéneuse, dans les intestins. On ne peut nier que la mort causée par les maladies pestilentielles ne soit violente, douloureuse, rapide, comme celle que produit l'empoisonnement ; mais la ressemblance ne semble pas aller plus loin ; et, par exemple, le docteur Horsfield a prouvé que l'action de l'Antiar excitait le système nerveux au plus haut degré, tandis qu'au contraire l'effet du choléra était la diminution de son énergie.

Les médecins de l'Indoustan n'ont guère été moins embarrassés que ceux d'Europe, pour expliquer l'origine de ce fléau. Au Bengale, ils l'attribuèrent d'abord à la lune ; à la côte Malabar, ils en accusèrent les vents des montagnes ; mais la doctrine dominante, celle adoptée par la masse de la population indienne, c'est que le choléra est l'effet du ressentiment de l'idole Yagatha Ummah, qui s'est offensée de la domination des Anglais sur les belles régions de l'Indoustan.

7°. Enfin, pour terminer cette longue série d'erreurs et d'absurdités, nous devons dire encore que, depuis le commencement de la maladie jusqu'à ce jour, on n'a pas cessé, dans les pays où elle a paru, de prétendre qu'elle attaque de préférence ou même exclusivement, soit les individus de telle ou telle race, soit ceux de certaines castes ou classes de la population.

Dans l'Indoustan, où les Européens sont en très-petit nombre, on a cru d'abord que le choléra les épargnait, et que c'était une maladie particulière aux Indiens, parmi lesquels son irruption avait lieu d'abord. On fut cruellement détrompé de cette idée, quand la maladie s'introduisit dans les casernes et dans les camps des armées anglaises, et qu'on vit succomber en même temps les Cypaies et les militaires européens. A l'Ile de France et à Bourbon, on voulut aussi, dans les premiers temps, que les Blancs fussent exempts du mal qui enlevait une multitude de Nègres; et quand l'expérience ne permit plus d'accueillir cette opinion, on prétendit que la différence des rangs, du bien-être et de la richesse, opposés à la pauvreté, au besoin et à la misère, changeait totalement soit la disposition à contracter le choléra, soit les chances d'en devenir victime. Il est bien vrai que les premières classes de la société y sont moins exposées que les autres;

mais ce n'est certainement pas par l'effet d'une immunité inhérente aux individus : c'est parce que leurs habitudes les mettent bien moins en contact avec les personnes ou les choses infectées, que leurs relations sont plus bornées et plus distantes, et que les circonstances qui éloignent d'eux, dans nos contrées, les contagions populaires, agissent pareillement pour les préserver du choléra.

Il serait éminemment dangereux de laisser croire qu'en s'exposant aux circonstances par lesquelles le soldat, le matelot, l'homme du peuple contractent la maladie, les personnes des premières classes de la société n'en seraient point atteintes. Pour être convaincu que la supériorité de leur régime alimentaire et des soins qui les environnent ne leur donne aucune garantie, il suffit de parcourir l'histoire des irruptions du choléra. On y voit qu'en tout pays ce fléau s'est étendu jusqu'aux rangs les plus élevés. En 1819, il enleva le Nabad du Carnatic, le dernier de la dynastie des anciens souverains d'Arcot; en 1827, il fit périr sir Thomas Munro, gouverneur de la présidence de Madras; en 1822, il pénétra dans le harem du prince royal de Perse, qui en mourut; en 1830, il a frappé le gouverneur russe d'Astrakhan ; dans l'Inde, il a fait succomber chaque année, depuis 1817,

des magistrats, des administrateurs, des officiers de terre et de mer, que tous les efforts de
l'art n'ont pu sauver.

En récapitulant cette longue série de faits,
on est conduit aux résultats suivans :

1°. Le choléra morbus n'est point produit par
l'excès de la chaleur, puisqu'il éclate également
sous les hautes latitudes et dans les régions
tropicales, à la fin de l'automne et au milieu
de l'été, dans des lieux extraordinairement
élevés au dessus du niveau de la mer, de même
que dans d'autres situés, comme les rivages de
la Caspienne, au dessous de la surface de l'Océan.
Il n'a pas même pour condition de son existence,
une haute température, puisqu'en 1830 il a
continué ses ravages dans les villes de la Russie
par un froid de 16 degrés au dessous de zéro,
et lorsque tous les fleuves étaient profondément
glacés.

2°. Cependant la chaleur semble favoriser sa
propagation, puisqu'il est né sous la zône torride, qu'il exerce principalement ses effets meurtriers pendant la saison chaude, qu'il cesse
dans l'Inde, en Perse et en Syrie aux approches
de l'hiver, et qu'il renouvelle ses irruptions sous
l'influence de la température du printemps.

L'exemple récent des villes de la Russie paraît prouver qu'à défaut de la chaleur de l'atmosphère, celle produite, par de grands foyers, dans l'intérieur des maisons, prolonge son existence et soutient son activité.

3°. Il n'est point l'effet de l'humidité de l'atmosphère causée par l'évaporation des marais, des fleuves et des mers, et il n'est aucunement dans la dépendance de l'état hygrométrique de l'air, puisqu'il se manifeste et se propage pendant la saison sèche comme pendant celle des pluies, sous l'équateur, où existe l'humidité la plus grande, et dans les déserts sablonneux de l'Arabie, sur les plateaux calcaires et desséchés de la Perse, dans les steppes arides de la Petite-Tartarie, enfin dans les hautes régions de l'atmosphère, dans les habitations des religieux du mont Ararat ; lieux divers où l'on observe le minimum de l'humidité, ou autrement le plus grand degré de sécheresse existant à la surface du globe.

4°. Il ne dépend point du voisinage des mers, des lacs, des fleuves, des marais, puisqu'il ravage des lieux situés comme Catmandou, dans le Népaul, à plus de deux cents lieues du littoral de l'Océan, et qu'il parcourt des pays qui n'ont, comme la Perse et la presqu'île Arabique, ni rivières, ni ruisseaux, ni eaux stagnantes, ni marécages, ni forêts.

5°. Il n'a point pour cause un brouillard, une vapeur, une infection de l'air transportée par les vents; car il se propage dans toutes les saisons, c'est-à-dire sous la domination de courans d'air divers et opposés ; il voyage dans l'Inde à contre-mousson ou en sens contraire à celui des vents réguliers; il se répand simultanément dans des directions différentes; les lignes qu'il suit se ramifient, tandis que le lit du vent se prolonge sans divisions. Au lieu de disséminer la mort partout sur son passage, il épargne des endroits intermédiaires à d'autres, qui sont cruellement ravagés. Il franchit les chaînes de montagnes, qui arrêtent par leur élévation les nuées et les vents; mais, au contraire il est arrêté par l'enceinte d'un palais, les murs d'une ville, qui n'offrent pourtant aucun obstacle aux courans d'air. Enfin, la mortalité qu'il produit, toute considérable qu'elle est, n'est point en rapport avec celle qu'il causerait, si son principe existait dans l'air qu'on respire; et sa durée, ses phases, sa terminaison n'ont aucune relation avec les vicissitudes qu'il éprouverait nécessairement, s'il était flottant dans l'air et soumis, par conséquent, à la mobilité du milieu, dans lequel son miasme serait suspendu.

6°. Les localités n'exercent sur lui aucune influence, puisqu'il conserve la même violence dans les marais de Batavia et dans les steppes d'Orenbourg; sur les versans du Caucase et de l'Himalaya, et dans les plaines de la Perse; dans les cités populeuses de l'Indoustan et dans les villages de la Russie; sous les tentes des Tartares, dans les casernes des troupes anglaises et dans les palais des Nabads, dans les harems de l'O-rient et aux portes du Kremlin; puisqu'enfin sa puissance meurtrière n'est en rien affaiblie quand il a traversé les mers, dans les navires du commerce, les régions de l'Indoustan avec les armées britanniques, et les déserts de la Bou-kharie avec les cafilahs des Russes.

7°. Il ne dépend certainement point de l'accu-mulation des hommes ou de leur malpropreté, puisqu'il a pris naissance dans des pays où chaque famille a sa maison particulière, et dont le climat et les préceptes religieux font de la propreté un plaisir, une nécessité et une loi.

8°. Il n'est point l'effet d'une nourriture nui-sible, comme le riz de l'Oude, les poissons cor-rompus donnés aux Nègres de l'Ile de France ou ceux du Ganges, qu'on supposait accidentelle-ment vénéneux; car, dans son cours, ce fléau s'est étendu à des populations, qui non-seule-ment ne vivent point de ces alimens, mais dont encore la nourriture et le régime entier sont totalement dissemblables.

9°. Il ne fait aucune différence entre les diverses races d'hommes qu'il attaque, et n'est point repoussé par quelques unes, comme la fièvre jaune dont la puissance est atténuée quand elle atteint le Nègre ou même l'Européen, dont la constitution est modifiée par un long séjour entre les tropiques. Il enveloppe au contraire, sans distinction, comme la variole et la Peste noire, les différentes familles de l'espèce humaine, frappant également l'Indou, le Chinois, le Birman, le Malai, l'Arabe, le Nègre, le Persan, le Turc, l'Anglais, le Slave, le Tartare, l'Arménien, le colon ou le navigateur français, enfin tous les peuples depuis l'archipel des Moluques jusqu'aux rivages asiatiques de la Méditerranée, et depuis la mer Caspienne jusqu'à la mer d'Afrique.

Les propositions négatives, établies par ces faits, prouvent incontestablement que le choléra ne suit aucunement les lois des épidémies, dont la cause réside dans les intempéries, dans un air vicié ou dans une localité quelconque. Il n'a évidemment nul rapport avec ce genre de maladie, soit dans son origine, son extension, sa marche ou ses progrès. Il ne résulte point d'un brouillard, d'une vapeur, d'un miasme flottant dans l'atmosphère et porté par les vents. Il n'est produit ni par l'excès de la chaleur, ni par une extrême humidité, ni par l'absence du fluide électrique, ni par aucun des grands agens physiques, dont l'action constitue la puissance du climat. Il ne peut donc appartenir nécessairement qu'à cette classe de maladies redoutables, qui tirent leur origine d'un principe *sui generis*, d'un germe dont la nature intime est inconnue, mais qui possède le pouvoir de se développer et de se reproduire, comme les êtres organisés, sous des conditions spéciales, et qui se propage, par une transmission médiate ou immédiate, d'un individu malade à un individu sain. C'est donc, en un mot, non pas une épidémie, comme la Malaria, mais une contagion comme la Peste d'Orient.

En procédant par voie d'élimination, nous avons été conduits à reconnaître que le choléra morbus ne peut être qu'une maladie contagieuse. Recherchons maintenant si cette conclusion est confirmée par le témoignage positif des faits et par un ensemble de preuves directes, affirmatives, d'où puisse sortir la plus complète conviction.

2°.

Les maladies contagieuses qui affligent l'espèce humaine, diffèrent essentiellement entre
elles par leur siége, leurs symptômes, la rapidité de leur action et la gravité de leurs effets.
Leur mode de propagation varie nécessairement
aussi comme les caractères qui appartiennent à
chacune d'elles; et les lois de leur transmission
ne sont pas moins diversifiées que les propriétés
de leurs germes.

L'incertitude de ces lois est d'autant moindre
que le siége de la maladie est plus apparent, que
le germe en est plus perceptible, et que l'étude
qu'on en a faite est plus ancienne et plus complète. Ainsi, les contagions les mieux connues
sont celles qui, comme la variole, la lèpre, les

affections dartreuses se développent à l'extérieur du corps humain, tandis qu'on ne possède encore que d'imparfaites investigations de la fièvre jaune et du choléra oriental, dont le principe meurtrier se cache profondément dans les viscères et dans les intestins. Il est vrai que les premières irruptions de ces deux maladies dans les contrées de l'Europe datent seulement de nos jours, et qu'il s'est écoulé quarante générations avant qu'une lumière bienfaisante fût répandue sur le fléau de la variole et vînt en diminuer les ravages.

Mais, c'est surtout la nature du principe de la contagion, qui oppose à la science le plus grand obstacle, lorsqu'au lieu de prendre une forme visible et palpable comme le vaccin, la substance pulvérulente des pustules varioliques, la bave des hydrophobes, le pus des bubons pestilentiels, il semble se réduire en une émanation gazéiforme, une effluve qni s'échappe du corps des malades, soit avec leur haleine, soit avec leur transpiration insensible. Quand ce germe est disséminé dans leur atmosphère, ses effets dépendent d'une multitude de chances fortuites analogues à celles qui rendent féconds ou stériles les ovicules des insectes microscopiques et les semences errantes et invisibles des cryptogames. Il lui faut, selon les conditions d'existence de son espèce, un certain degré de chaleur et d'humidité, une prédisposition déterminée, dans les personnes qui en reçoivent l'infection, et principalement un concours de circonstances qui le dirigent vers des êtres humains avant toute altération de ses propriétés délétères, et qui le fassent attirer par leur respiration ou absorber par la surface de leurs organes extérieurs.

Pour atteindre la vérité, dans la recherche des circonstances qui favorisent ou empêchent la propagation des principes contagieux, il faut se résoudre à les trouver ailleurs que parmi les transactions importantes de la vie; il faut reconnaître que le terme de nos destinées dépend dans ce cas, comme dans beaucoup d'autres, d'occurrences fugitives, accidentelles et presque inaperçues. Un homme atteint de la maladie est visité par dix personnes susceptibles de la contracter; aucune ne la prend; donc elle n'est pas contagieuse, s'écrie-t-on; mais l'observateur attentif remarque qu'au pied du lit du malade une croisée entr'ouverte donne passage à un courant d'air vif et rapide, qui disperse, éloigne, neutralise les émanations dont la contagion allait former son atmosphère. Une volonté, un hasard quelconque met une fin à cette influence bienfaisante; la fenêtre est fermée, les émanations délétères s'accumulent, le malade est environné

par la mort; aucun de ceux, qui tout à l'heure
l'approchaient impunément, ne peut maintenant
échapper à la contagion. Un navire qui arrive
d'un pays infecté, ou qui a communiqué à la
mer, avec d'autres navires où régnait une maladie contagieuse, vient jeter l'ancre dans un
port; il a perdu pendant sa traversée des hommes
de son équipage; mais leur maladie a été cachée
ou méconnue; aussitôt qu'il est au mouillage,
plusieurs personnes viennent à son bord; les unes
restent sur le pont exposées à l'action des brises
du large; elles retournent dans leurs familles, et
rien ne leur révèle le terrible danger qu'elles ont
couru. Mais d'autres individus, qui sont venus
également visiter le navire, sont descendus dans
son entre-pont; ils se sont assis sur les malles,
les ballots dont il est encombré; ils ont mangé à
bord ou même ils y ont couché, dans des lits
depuis peu devenus vacans. Quelques jours se
sont écoulés; ces individus, retournés au port
et à leurs occupations habituelles, ont presque
oublié ces imprudences funestes; ils sont si loin
d'en apprécier le danger qu'ils ne les mention-
nent point aux médecins qu'ils appellent, quand
les premiers symptômes de la maladie apparais-
sent; par cette omission, ils font prendre infailliblement pour affection légère, une implacable
contagion ; et leurs voisins, leurs parens, leurs

amis viennent, sous l'empire de cette déception,
s'exposer à ses désastreux effets.

Combien de circonstances encore plus minu-
tieuses peuvent propager le germe d'une maladie
contagieuse ! Il suffit, dans une multitude de
cas, d'un seul mouvement du malheureux qui
gît dans son lit de douleur ; il a soulevé le linceul
qui le recouvre; aussitôt les émanations qui
étaient retenues captives s'élancent, et frappent
d'un même trépas tous ceux qu'attachent au che-
vet du malade, une sécurité funeste ou les saints
devoirs de l'humanité.

Les occurrences qui favorisent ou empêchent
l'absorption du principe contagieux, quand il
est en contact avec les organes d'un individu
sain , ne sont ni moins éphémères, ni moins diversifiées. Un simple défaut de soin, un excès
quelconque, un moment de terreur, une médi-
cation inopportune peuvent ouvrir un accès au
poison inert jusqu'alors, et le laisser s'introduire
jusqu'aux sources de la vie. Au contraire, certaines
habitudes, certaines constitutions, l'âge, le sexe,
même un état physiologique accidentel, opposent
à l'absorption pulmonaire ou cutanée, un pouvoir
de résistance plus ou moins efficace.

Mais comment reconnaître, saisir, observer,
constater surtout les circonstances instantanées
qui déterminent l'invasion du principe conta-

gieux ? Lorsque la sagacité de l'historien trouve tant d'obstacles dans la recherche de la vérité, qu'il peut à peine se promettre de l'atteindre dans le récit des événemens publics, et qu'il est presque toujours réduit à conjecturer leurs causes premières, comment espérer obtenir la preuve de particularités fugitives, de circonstances cachées dans la vie privée, de phénomènes dont les agens sont impalpables, invisibles et dérobés à toute investigation, par la terreur de la mort?

C'est dans un autre ordre de transactions que nous rechercherons les témoignages, qui prouvent que le choléra oriental est bien certainement une maladie contagieuse. Ces transactions sont des faits historiques notoires, constatés par des documens publics, officiels, dressés en présence de populations entières et dont l'exactitude rigoureuse n'a jamais été contestée.

Ces transactions établissent que le choléra est importé et transmis d'un pays ou d'un lieu à un autre :

1°. Par les communications maritimes;

2°. Par les caravanes;

3°. Par les corps d'armée;

4°. Par les troupes de pèlerins et de fuyards;

5°. Par les individus isolés.

D'où il suit qu'il ne diffère aucunement de

la peste orientale, dans son mode de propagation.

1°. IMPORTATION PAR LES COMMUNICATIONS MARITIMES.

En 1819, au mois de novembre, la frégate anglaise *la Topaze* venant de Calcutta où régnait le choléra pestilentiel, arriva à l'île de France, après avoir perdu plusieurs matelots de son équipage, par cette maladie, pendant la traversée. Le capitaine, homme impérieux et violent, refusa de se soumettre aux règlemens sanitaires, et vint de suite à terre, suivi bientôt des officiers et d'une partie des marins de la frégate. La santé publique était alors parfaite dans la colonie, qui, comme on sait, est la plus salubre des îles tropicales. De temps immémorial, on n'y avait éprouvé aucune maladie contagieuse. Aussitôt après les communications de *la Topaze* avec le port, le choléra apparut et se répandit rapidement dans la ville, foudroyant, pour ainsi dire, ceux qu'il atteignait, dans les rues, sur les quais et au milieu du bazar, où ils tombaient en agonie. Un témoin oculaire, M. Combleholme, porte à 20,000 le nombre des habitans qui succombèrent dans cette irruption. L'autorité considéra d'abord la maladie comme contagieuse; mais un conseil des médecins de l'île, qu'il consulta, déclara qu'elle ne l'était point, et qu'il n'y avait aucun doute qu'on ne pût promptement et certainement guérir cette maladie, par l'usage des remèdes qu'il désigna, et nonobstant lesquels il périt un cinquième des habitans de l'île. La population n'ajouta aucune foi à cet avis des médecins, quand elle vit l'expérience de chaque jour le démentir; elle demanda à grands cris le départ de la frégate, cause de tant de malheurs. Le gouvernement colonial ne montra pas plus de confiance dans la déclaration du conseil médical; car, en expédiant en Europe pour y porter cette triste nouvelle, le navire *le Bainbrigde*, qui avait perdu aussi plusieurs hommes de son équipage, il lui ordonna de n'avoir aucune communication avec les côtes d'Angleterre jusqu'à ce qu'il eût été constaté par les autorités qu'il n'en pouvait résulter aucun danger. Aussitôt la connaissance de ces événemens, l'amirauté prescrivit à tous les commissaires des douanes de la Grande-Bretagne, de porter une attention particulière à l'examen de tout navire venant de l'île de France ou y ayant touché, et de lui faire de suite un rapport s'ils découvraient à bord quelque apparence de maladie et de contagion *.

* Lettre de J. Combleholm, Gazette officielle de Maurice. *Asiatic journal*, Ordre du conseil d'amirauté d'Angleterre.

L'île de Bourbon, située à 40 lieues de l'île France, et qui jouit des avantages du même climat, était exposée, par sa proximité et ses communications journalières, à recevoir le germe du choléra. Le gouverneur Milius prit pour prévenir ce malheur, les mesures les plus sévères; mais après deux mois de succès, sa surveillance fut trompée par un débarquement de Nègres de traite, introduits furtivement à peu de distance de la ville Saint-Denis, où le choléra parut aussitôt, et fit périr huit esclaves dès son début, dans la seule journée du 14 janvier. C'était le 7 que ces malheureux étaient partis de l'île de France, sur un bateau de la côte et sur le navire le Pic-Var. La gazette officielle de Madras du 8 juin 1820 en porte témoignage. Bientôt la maladie se propagea, mais elle n'atteignit que 256 personnes, la population de Saint-Denis ayant été réduite à fort peu de monde par l'émigration, qui eut lieu dès le premier jour de l'irruption, et les dispositions sanitaires du gouverneur n'ayant pas permis à la contagion de s'étendre hors de la ville *.

Le choléra pestilentiel s'est propagé dans un grand nombre d'îles et de pays d'outremer, par

---

*Feuille hebdomadaire de Bourbon, correspondance du gouverneur Milius. Gazette officielle de Madras.

des importations semblables, opérées au moyen des communications maritimes.

Il a été importé :

1°. Dans l'île de Bombay, au mois d'août 1818, par les bateaux qui traversent journellement le canal de sept lieues de large, séparant cette île de la terre-ferme, où la maladie régnait avec une grande violence, surtout au village de Panwell, lieu de l'embarquement des passagers *.

2°. Dans l'île de Ceylan, en janvier 1819, par les communications de Colombo et de Jaffnapatam avec Palamcottah, ville située de l'autre côté du détroit, à l'extrémité de la presqu'île de l'Inde, et que ravageait alors le choléra pestilentiel **. Au mois d'août 1820, le vaisseau amiral le Léander, à bord duquel la contagion s'était manifestée, sur la rade de Pondichéry, s'étant rendu à Trinquemalé, dans l'île de Ceylan, il y débarqua plusieurs personnes qui périrent du choléra, après l'avoir répandu dans cette ville. Il n'y a point de doute, dit la Gazette officielle de Madras, que la maladie ne fut importée dans ce port par *le Léander*.

3°. Dans l'île de Sumatra, en 1819, par les nombreuses embarcations, qui, traversant le détroit

* *Report of the Bombay medical Board.*
** *Report of the medical Board of the Ceylan army.*

de Malacca, viennent de la ville de ce nom, et en apportèrent la maladie dans le port d'Achem*.

4°. Dans l'île de Penang et à Singapore, où il fut également apporté au mois d'octobre 1819, par les navires venant de Malacca.

5°. A Bankok, capitale du royaume de Siam, où il fut introduit en 1820, par les bâtimens du commerce venant de l'Inde britannique, et re-montant le fleuve jusqu'à cette ville, dont 40,000 habitans succombèrent à la contagion.

6°. A Canton, en 1820, et à Macao, en 1823, où les mêmes voies introduisirent la maladie qui se répandit dans l'empire chinois.

7°. A Java, en 1821, où il fut apporté par les jonques qui commercent avec Samarang, d'où le choléra se propagea dans l'île entière. Il en-leva 102,000 personnes dans cette irruption.

8°. A Manille, en 1820, où l'importèrent des navires provenant de lieux infectés; la maladie s'étendit à tout l'Archipel des Philippines, où, d'a-près le témoignage du docteur Mac-Léod, il n'a-vait régné jusqu'alors aucune épidémie ou con-tagion.

9°. Aux Moluques, où le choléra pestilentiel pénétra en 1823, importé par les navires hollan-dais venant de Calcutta.

* Journaux anglais et hollandais de l'Inde; *Asiatic journal*, docu-mens officiels, etc.

10°. A l'autre extrémité de l'Asie, dans les îles d'Ormus et de Kishmé, à l'ouverture du golfe Persique, à Mascate, à Bahreim, sur le littoral de l'Arabie; à Bassorah, sur l'Euphrate, dans la Mésopotamie; enfin, à Bender-Aboushir, sur le littoral de la Perse, où il fut apporté par les navires anglais venant de Bombay; la maladie pénétra en 1821, au moyen de ces importations maritimes, dans la péninsule arabique, dans l'Irac-Arabie et en Perse.

Le docteur Bonaventure Salinas, qui a recueilli des témoignages sur les lieux, rapporte que ce fut un navire venant de l'Inde qui, en 1821, apporta le choléra pestilentiel dans le port de Bassorah, d'où il vint de ville en ville jusqu'à la côte de Syrie. L'opinion publique, d'accord avec les observateurs, accuse des irruptions meurtrières de ce fléau, les navires anglais venant de Bombay, et dont les équipages étaient infectés de la maladie.

11°. Dans la flottille russe de la mer Caspienne, qui, en 1823, reçut le choléra par ses communications avec les ports des provinces persanes, qu'il ravageait alors, et qui le transmirent à la population de la ville d'Astrakhan, la première du territoire européen que cette contagion ait désolée.

12°. Enfin, pendant l'irruption de ce fléau en

1830, dans l'empire russe, il a été importé, d'après les documens qu'a recueillis le conseil médical de Pétersbourg :

1°. Dans la ville d'Astrakhan, le 20 juillet, par un brik venant de Bakou, port de mer situé dans le territoire au delà du Caucase, et dont les habitans en étaient alors infectés ; ce brik avait perdu 8 hommes de son équipage pendant sa traversée.

2°. Dans la ville de Nicolaïeff, à l'entrée du Boug, dans la mer Noire, par un navire arrivé le 2 octobre 1830 de Suchumkalè, où existait déjà la contagion ; ce navire avait 8 hommes de son équipage qui en étaient atteints.

3°. Dans la ville de Kertz, vers les derniers jours de septembre, par des navires venant de la mer d'Azof, dont le littoral était ravagé depuis plus d'un mois par le choléra pestilentiel.

4°. A Sébastopole et à Odessa, au mois d'octobre, par des bâtimens de guerre russes, venant de Kertz ou ayant touché à d'autres ports infectés. Ces deux dernières indications proviennent du consul de France à Odessa.

5°. Dans les nombreuses villes situées sur les deux rives du Volga, et qui successivement ont reçu la contagion, pendant les mois d'août et de septembre, par les barques venant d'Astrakhan et remontant le fleuve et ses affluens. Ce fait est

garanti par le témoignage de M. de Loder, médecin de l'empereur à Moscou.

La conviction qui résulte de ces faits a déterminé, sans délai, les nations les plus exposées,
par leurs communications maritimes, à soumettre
à une surveillance exacte et sévère les navires venant des ports infectés.

Dès le mois d'octobre, le gouvernement ottoman avait reconnu, par les rapports de ses agens,
que le choléra se transmet par contagion, et que
les navires sortant des ports russes de la mer
Noire peuvent l'apporter en quatre jours de traversée, dans la capitale de l'empire turc. Pour
prévenir ce malheur, le sultan a ordonné que ces
navires seraient soumis à une stricte quarantaine
de vingt jours.

En Angleterre, le conseil privé a prescrit, par des
ordres en date du 5 octobre 1830 et du 19 avril
dernier, que les bâtimens qui viennent des lieux
en communication avec les pays infectés seraient
soumis, avec la plus grande vigilance, aux mesures
nécessaires à la conservation de la santé publique.

En France, des dispositions semblables ont été
prises d'après l'avis du conseil, à l'égard des provenances de la mer d'Azof et de la mer Noire,
entrant dans nos ports de la Méditerranée, et
aussi à l'égard des arrivages de la Baltique dans
les ports de l'Océan.

20. IMPORTATION PAR LES CARAVANES.

1°. En 1821, le choléra, importé par les communications maritimes dans la ville populeuse
et commerçante de Bassorah, s'étendit bientôt à
Bagdad sur le Tigre et à Anah sur l'Euphrate, en
remontant ces deux fleuves avec les bateaux
chargés des marchandises de l'Inde. La saison
froide l'assoupit; mais, en 1822, dès le commencement du printemps, il traversa, avec les caravanes,
l'espace de deux cents lieues qui le séparaient
de la Syrie ; et passant les vastes déserts, gisant
entre la Mésopotamie et l'Anti-Liban , il envahit
successivement toutes les villes où les caravanes
séjournent : Moussol, Merdine, Diarbékir, Orfa ,
Biri, Antab, et Alep. M. Guys, consul de France
en Syrie, d'accord avec la population de ces contrées, reconnaît que ce sont les caravanes qui
l'ont importé, et que leur arrivée a coïncidé partout avec son apparition.

2°. Pendant la même année, le choléra, introduit dans le port de Bender-Abassi par les navires venant de Bombay, pénétra dans l'intérieur
de la Perse avec les caravanes ; il suivit leurs
lignes de marche à travers ce vaste pays, arrivant,
avec elles, successivement à Schiras, Yerd, Ispahan, Cachan, Koms, Carbin et Tauris, et tra-

versant ainsi l'immense espace qui sépare le golfe Persique de la mer Caspienne.

3°. En 1828, la population d'Orenbourg et des environs fut attaquée, au milieu de l'automne, par le choléra pestilentiel, immédiatement après l'arrivée d'une caravane de 350 chameaux, venant de la Haute-Asie, à travers les steppes de la Tartarie. Le gouvernement russe reconnut que la maladie provenait de cette source, puisqu'il a ordonné, depuis cette irruption, que les caravanes seraient soumises à une quarantaine lorsqu'elles approchent de la frontière européenne, et que les marchandises qu'elles apportent seraient exposées à des fumigations dans de vastes tentes de feutre, préparées à cet effet.

On ignore si, dans l'importation du choléra par les caravanes, ce sont les marchandises, les hommes ou les animaux servant au transport, qui conservent le germe de la maladie, pendant un voyage, de deux à trois mois, à travers les steppes ou les déserts, et qui le transmettent à des populations éloignées de plusieurs centaines de lieues de celles d'où provient son infection. Mais son importation par cette voie, quelles que les circonstances en puissent être, ne saurait être révoquée en doute; et voici d'autres témoignages, qui en complètent la preuve.

De 1822 à 1824, le choléra, introduit en Syrie par les caravanes, ravagea ce pays en suivant toutes les lignes de communication. En s'établissant en Judée et dans la province de Damas, il menaça de pénétrer bientôt en Égypte, au moyen des nombreuses relations de ces contrées avec elle, et par le chemin d'El-Arisch ou par les ports de Rosette et d'Alexandrie. Mais à cette époque, le vice-roi ayant consulté la France sur les dispositions qui pouvaient délivrer de la peste le pays soumis à son autorité, cette occasion permit au Conseil supérieur de santé de lui adresser une instruction sur les moyens de prévenir l'introduction du choléra, en Égypte. En conséquence, une surveillance sévère fut exercée sur les navires venant de la côte de Syrie et sur les caravanes arrivant par l'isthme de Suez. Ces mesures eurent un plein succès; et la maladie fut repoussée d'un pays où de nombreuses communications avec l'Europe la rendaient pour nous encore plus menaçante qu'elle n'avait pu le devenir dans les autres contrées du Levant.

Un second exemple porte un témoignage bien plus direct encore.

Lorsqu'en 1821 le choléra, introduit en Perse par les relations maritimes, fut propagé dans l'intérieur du pays par les caravanes, il parvint à peu de distance de Téhéran, qui est la résidence du Schah. Ce souverain, alarmé par son approche, consulta le docteur Martinengo, médecin piémontais, employé long-temps au service de la France ; et il suivit sans hésitation le conseil qu'il en reçut, d'interdire aux caravanes l'entrée de sa capitale. On doit croire que ce fut à cette mesure que la population de Téhéran dut son salut, puisque toutes les villes qui recevaient les caravanes furent ravagées par la maladie, et qu'elle seule y échappa.

3°. IMPORTATION PAR LES CORPS D'ARMÉE.

L'histoire du choléra pestilentiel, dans l'Indoustan, présente une multitude d'exemples de l'importation de la maladie d'un lieu à un autre par des corps d'armée en marche ; je pourrais en citer plus de quatre-vingts. Je me bornerai à quelques-uns d'entre eux, tirés des documens publiés par les Bureaux médicaux de Calcutta, Madras et Bombay.

1°. En 1818, des troupes détachées de Madras, pour se joindre à celles du Bengale, qui faisaient le siége de la forteresse de Chanda, rencontrèrent le choléra dans un village près de Nagpore ; elles en furent soudainement attaquées, et dans leur retour à Madras la plupart des lieux où elles séjournèrent, furent infectés par la maladie, qui y fit périr une foule d'habitans.

2°. Au mois de juillet de la même année, un corps de troupes, en parfaite santé, ayant traversé la ville de Delhi, alors ravagée par le choléra, fut atteint de ce fléau le surlendemain, en continuant sa marche; et il en communiqua le germe à un autre corps qui le joignit en chemin, et qui jusqu'alors ne l'avait point encore éprouvé. Tous les médecins de ces troupes demeurent convaincus que l'infection avait été transmise par cette jonction d'individus contaminés à d'autres bien portans.

3°. Au mois de novembre, l'armée anglaise campée à Terayt, et dans un état de santé satisfaisant, reçut un détachement qui, au passage de la Jumna, avait été attaqué par le choléra; aussitôt cette maladie parut dans le camp, et y causa une grande mortalité.

4°. En 1819 une compagnie, qui avait déjà perdu quelques hommes en route, arriva à Trichinopoly, dont les habitans n'avaient point encore été attaqués par le choléra. Immédiatement cette maladie se manifesta parmi eux, gagna les troupes de la garnison, et se répandit dans les environs.

5°. Le 15ᵉ régiment d'infanterie indigène, qui était infecté du choléra, s'étant mis en marche pour Gooty, les villages par lesquels il passa furent, immédiatement après, désolés par ce fléau, dont jusqu'alors ils avaient été exempts.

6°. Enfin, pour abréger la répétition du même fait, je rappellerai, d'après le docteur William Scott, que le choléra parut à Aurengabad et à Malligaum, après l'arrivée des troupes qui avaient quitté la ville de Jaulnah où régnait la maladie, et qui dans leur marche en avaient éprouvé les effets; qu'il éclata également à Secundrabad, après l'arrivée d'un détachement qui en avait souffert, et qui l'avait disséminé dans les villages sur son chemin; que Gooty n'en avait point eu d'exemples depuis six mois, lorsqu'un bataillon, qui en était atteint, vint y prendre poste, événement qui fut suivi d'une grande mortalité; enfin, que partout les corps de troupes en marche, arrivant dans des lieux infectés du choléra, en ont été attaqués le lendemain ou le surlendemain au plus tard; et que ces mêmes corps, en proie aux désastres de la maladie, arrivant dans des villes et des villages où la santé publique était parfaite, ont aussitôt communiqué la contagion aux habitans et aux troupes soit britanniques, soit indigènes.

7°. L'importation du choléra par les troupes russes dans la Podolie et la Volhynie et par suite en Pologne, est, de tous les événemens

semblables arrivés depuis 1817, celui qui menace d'être le plus funeste. Lorsqu'au mois de
septembre 1830, les provinces orientales du midi
de la Russie furent envahies par la maladie, il
existait, dans les gouvernemens de Koursk et
de Kharkof, des troupes que l'on mit en mouvement à la fin de l'automne, et qui furent dirigées vers la Vistule. Le choléra se manifesta le
long de leur ligne de marche, dans les villes et
dans les villages, à Kief, Braslaf, Kamenetz,
Zaslaf et Lutz, d'où il pénétra en Pologne par
Lublin jusqu'à Varsovie, où la contagion éclata
le 15 avril, à deux cents lieues de son point de
départ, au passage du Dnieper.

4°. IMPORTATION PAR LES TROUPES DE PÉLERINS ET DE FUYARDS.

On sait que les cérémonies de la religion braminique réunissent dans l'Indoustan, à certaines
époques, une foule immense, qui accourt de
toutes parts en pélerinage vers des lieux saints
ou des pagodes renommées; ces cérémonies ont
fourni constamment au choléra pestilentiel
l'occasion de se propager et d'étendre ses ravages.

Le docteur Coates, dans une lettre au Bureau

médical de Bombay, rapporte qu'à Punderpore, en 1818, lors de la grande fête de Jatra, la maladie éclata dans la multitude rassemblée dans ce lieu, et fit périr trois mille personnes en peu de jours. Les pélerins la disséminèrent dans toutes les directions, en cherchant à retourner chez eux.

En 1820, le roi de Siam, alarmé par l'irruption du choléra dans sa capitale, réunit la population sur le bord de la mer, afin de prononcer, dans une solennité religieuse, une sorte d'anathème et d'exorcisme contre la maladie. L'effet de ce rassemblement fut terrible; sept mille personnes périrent sur la place, et les fuyards répandirent la contagion dans toutes les provinces environnantes.

En 1825, les fêtes du Mohourroum ayant amené à Bénarès une multitude d'Indous, le choléra se manifesta parmi eux avec une extrême violence. Il succomba, dans la ville, six mille pélerins; et les routes ainsi que les eaux du Ganges furent couvertes de cadavres que dévoraient les oiseaux de proie. La terreur chassa de leurs maisons les habitans de Bénarès, qui se répandirent dans les villages et y portèrent la maladie. L'irruption s'étendit à la plupart des lieux habités du Bengale.

En 1827, un rassemblement, qu'on estime à

cent cinquante mille individus, éprouva un pareil désastre dans un village près de Bourhampore. Au moment où la foule était la plus grande, dit un journal indou, un vent pestilentiel commença à souffler, et une multitude de personnes périrent sur le lieu ; toute cette vaste population se dissipa comme par enchantement, fuyant de tous côtés, et abandonnant les marchandises de toute espèce qu'on avait apportées pour cette foire. La perte du commerce fut immense, et ne peut être évaluée.

5°. IMPORTATION PAR DES INDIVIDUS ISOLÉS.

Dans un rapport au Bureau médical de Bombay, le docteur Taylor affirme que le choléra fut introduit, pour la première fois, dans cette grande ville, par un homme venant de Panwell, village situé de l'autre côté du détroit, et où régnait alors la contagion avec une extrême violence.

Peu de jours après, au mois d'août 1818, d'après le témoignage du docteur Jukes, le choléra fut importé dans l'île de Salsette par un détachement des troupes de Panwell, qui escortait un prisonnier. La maladie se répandit de proche en proche par suite de ces deux importations. Dans l'île de Bombay, elle atteignit 15,945 habitans, dont 2,432 succombèrent, ou plus d'un sixième *.

En 1818, dans le camp du lord Hastings, à Gorrouckpore, un cipaye mourut du choléra. Cinq de ses camarades, qui n'avaient aucun symptôme de la maladie, furent employés à porter son corps à la sépulture. Tous furent atteints du mâl, pendant la nuit suivante; et tous en moururent **.

Un Européen, ayant quitté Madras, où régnait le choléra, au mois d'octobre 1818, il tomba malade en route, et fut amené à Saint-Thomas-du-Mont, où la contagion n'avait pas encore paru; il y mourut: le lendemain, sa femme succomba; deux jours après, le propriétaire de la maison éprouva le même sort; au bout de deux autres jours, l'épouse de cet homme fut également attaquée du choléra; et les domestiques qui les servaient en furent atteints pareillement **. Quand cette maladie, ajoute le docteur Scott, apparaît dans une rue, elle en envahit toutes les maisons; et, quand elle s'introduit dans une famille, elle assaillit tous ses membres, les uns après les autres. Ceux qui assistent les malades sont atteints du mal, soit pendant la

---

* *Report of the medical board of Bombay.*

** *Report of the medical board of Calcutta*, p. 13o.

*** *Report of the medical board of Madras*, p. 49.

durée de leurs soins, soit immédiatement après.
Par exemple, la femme d'un soldat est frappée
du choléra, et meurt; son amie, qui l'avait se-
courue, est atteinte du même mal; mais elle
échappe, tandis que le mari de la défunte tombe
malade à midi, et expire le soir. Dans les hôpitaux, les hommes attaqués d'autres maladies
prennent bientôt le choléra, et notamment ceux
couchés près des individus qui en sont infectés.
Les domestiques, qui soignent leurs maîtres
atteints de la maladie, l'éprouvent eux-mêmes
fréquemment. Les médecins, toutes les personnes du service de santé y sont particulièrement exposés; et il est arrivé, dans l'Inde, que
le seul de tous les Européens d'une ville qui,
dans une irruption meurtrière parmi les indigènes, se trouvait partager leur sort, était le
médecin, dont ils avaient reçu l'assistance *.

Pendant l'invasion du choléra en Russie, plusieurs faits analogues ont été constatés. Le Conseil médical de Pétersbourg fait connaître, dans
son rapport officiel, dressé d'après les témoignages les plus authentiques, que la contagion
fut importée à Moscou par un étudiant, qui
avait été à Saratof, ville où le choléra régnait
avec violence depuis le milieu du mois d'août.

* Docteur Scott.

Ce fut pareillement un Cosaque de l'une des stations militaires sur le Don qui, ayant été envoyé en mission à Donborska, sur le Volga, en rapporta le germe de la maladie à Katscha-linskaya, d'où elle se répandit, en suivant les deux rives du Don, jusqu'à la mer d'Azof et en Crimée. Enfin, on a acquis la certitude que ce fut un individu venant de Nijni-Novgorod, où le choléra faisait de grands ravages, qui l'intro-duisit, le 1er septembre, dans la ville de Kazan.

Ces témoignages affirmatifs peuvent être cor-roborés par des preuves négatives qui, dans la question de la contagion, sont singulièrement concluantes.

Lorsqu'au mois de novembre 1822 Alep fut envahie par le choléra pestilentiel, M. de Lesseps, consul de France, se réfugia, avec tous les Francs qui voulurent l'accompagner, dans un jardin clos de murs et de fossés, et situé à peu de dis-tance de la ville; il y demeura pendant toute l'irruption, soumettant ce qu'il recevait du de-hors aux précautions usitées dans les lazarets. Quoiqu'il n'y eût pas moins de deux cents per-sonnes ainsi séquestrées, et que leur constitu-tion, leurs habitudes et leur origine fussent très-diverses, le choléra qui régnait autour d'elles, dans la ville et dans ses environs, n'en atteignit pas une seule.

A la fin de juin 1823, quand le même fléau décimait la population de Lattaquié et les villages voisins, M. Guys, consul à Tripoli, se renferma pareillement dans son jardin; tous les autres Européens suivirent son exemple, et, en prenant contre le choléra les mêmes précautions qu'on emploie contre la peste, ils lui échappèrent tous.

L'usage de ce seul moyen suffit complètement pour préserver les Francs habitant plusieurs autres villes maritimes de la Syrie, quoiqu'ils vécussent au milieu des ravages de la maladie, qu'ils éprouvassent l'action de tous les agens du climat comme ceux qu'elle attaquait, et qu'il n'y eût aucune différence entre eux, autre que l'absence de toute communication avec des individus infectés.

En 1819, lorsque la frégate anglaise *la Topase* introduisit le choléra pestilentiel à l'île de France, la maladie s'étendit bientôt du Port-Louis aux campagnes voisines, et progressivement dans les autres parties de la colonie. Mais toutefois, plusieurs habitations, entre autres, celle de M. Chamaret de Chozal, l'une des plus considérables de l'île, n'en éprouvèrent aucune atteinte, leurs propriétaires ayant prescrit à tous ceux qui y demeuraient une rigoureuse séquestration, et cette mesure ayant été strictement exécutée.

En 182o, une irruption du choléra eut lieu dans la ville de Manille, aux Philippines, et fit périr 15,ooo habitans en quinze jours. Persuadés que la maladie se propageait par contagion, les capitaines des navires du commerce mouillés dans le port et dans la rade interdirent à leurs équipages toute communication avec la terre, et ils les préservèrent ainsi de toute attaque du choléra. Le gouverneur de Cavité adopta la même mesure pour la population de cette ville, et il en obtint le même succès *.

En 1818, quand l'île de Bombay fut envahie par ce fléau, plusieurs villages que des préjugés de castes ou de sectes tenaient isolés du reste de la population demeurèrent intacts pendant quatre mois, tandis que les autres éprouvaient la plus terrible mortalité.

Pendant l'irruption qui eut lieu en 1818, à Ellore, ville de la côte Coromandel, dans la presqu'île de l'Inde, les détenus renfermés dans une prison environnée de très-hauts murs, échappèrent au choléra qui régnait autour d'eux.

En 1819, tandis que le choléra s'étendait à l'île de France, de la population du Port-Louis

* *Rapport officiel.*
** *Report of the medical board of Bombay.*
*** Scott, p. 48.

à celle de toutes les campagnes de la colonie, la maladie était concentrée à l'île de Bourbon dans la ville de Saint-Denis, par une chaîne de postes qui, empêchant sa communication avec les autres parties de l'île, parvint à les préserver de l'infection [*].

Enfin, l'année dernière, pendant l'immense irruption du choléra pestilentiel dans les provinces de l'empire russe, les autorités de la petite ville de Sarepta, située sur le Volga, à 100 lieues d'Astrakhan, interdirent toute communication aux barques qui venaient de cette ville où la maladie faisait d'affreux ravages; elles défendirent pareillement aux rouliers venant de la foire de Nijni-Novgorod, où la contagion se montra plus tard, de passer par la ville et de s'arrêter dans ses environs. Ces mesures, dit M. le docteur de Loder, suffirent pour préserver les habitans du choléra; tandis que les villes situées sur le Volga, au dessus et au dessous de Sarepta, furent infectées par la maladie, et virent succomber une partie de leur population [**].

Ces faits sont tout-à-fait inconciliables avec l'idée d'une infection locale, d'une cause épidé-

---

[*] *Rapport officiel.*

[**] *Mémoire* de M. de Loder, médecin de l'empereur de Russie, à Moscou.

mique ayant pour moteur l'air atmosphérique, puisqu'alors la maladie se gagnerait à distance; que des murs d'enceinte seraient impuissans pour l'arrêter; qu'au lieu de suivre les grands chemins, les voies de communication, elle suivrait la direction des vents; qu'elle se disséminerait rapidement dans toute une ville, dans tout un pays, au lieu de se propager successivement d'une maison ou d'un quartier à l'autre, et de s'avancer lentement par des lignes itinéraires qui sont précisément celles que parcourt le plus fréquemment la population. Ces faits établissent, contradictoirement à l'opinion qui attribue la maladie à une cause épidémique résidant dans l'atmosphère:

1°. Que le choléra pestilentiel provient d'un germe, d'un principe *sui generis;*

2°. Qu'il se transmet exclusivement par les communications avec les individus qui sont infectés de ce germe, et par l'usage des choses qui le recèlent;

3°. Qu'il apparaît uniquement dans les lieux où s'opèrent ces communications;

4°. Qu'il est importé d'un endroit à un autre par les bâtimens de guerre, les navires du commerce, les embarcations de passage, les caravanes, les rouliers, les corps d'armée, les troupes de pèlerins et de fuyards, et les individus isolés;

5°. Qu'il se répand à bord des navires par les rapports de leurs équipages avec des individus ou des choses qui en sont infectés, et qu'il est introduit par eux dans les ports de leurs relâches ou de leur destination;

6°. Qu'il s'étend des points du littoral infectés de cette manière, à travers l'intérieur des pays les plus vastes, suivant les hommes dans toutes leurs communications, et se propageant avec une rapidité proportionnelle à l'activité des relations sociales;

7°. Qu'il pénètre constamment dans une contrée par la partie de ses frontières qui est en rapport avec d'autres pays déjà infectés, et qu'il s'introduit dans une ville par les quartiers dont les habitans sont en rapport avec des lieux qu'il a déjà ravagés;

8°. Que, pour en préserver un port, une ville frontière, il suffit de surveiller ou d'interdire l'arrivée des navires ou des voyageurs provenant des contrées où il règne;

9°. Que, pour en garantir une masse d'individus habitant une ville où il s'est introduit, il suffit de les séparer du reste de la population et d'empêcher qu'ils aient avec elle aucune communication;

10º. Que l'air atmosphérique est tellement impuissant pour le propager à distance qu'une famille, une réunion de personnes peuvent vivre avec sécurité au milieu de ses ravages, dans la ville, dans le pays où il cause la plus terrible mortalité, pourvu qu'elles soient séquestrées strictement avant d'avoir été exposées à son action et jusqu'au moment où elle a totalement cessé.

D'où il suit que le choléra oriental se transmet et se propage, comme la peste, par les communications médiates ou immédiates avec les individus qui en sont infectés ; ce qui constitue le caractère propre et essentiel des maladies contagieuses, et le fait différer entièrement des maladies épidémiques dont les causes résident dans l'atmosphère.

Si l'on veut ajouter au témoignage des faits l'opinion des médecins, des administrations civiles et militaires, des corporations savantes, des gouvernemens qui ont reconnu le caractère pestilentiel et contagieux du choléra, on peut appuyer le résultat de cette enquête sur le concours des autorités les plus respectables et les plus nombreuses.

1º. Le Bureau médical de Calcutta, qui le premier de tous les corps savans décrivit le choléra, n'admettait point, il est vrai, en 1819, que le choléra fût transmissible par le contact d'une personne avec une autre. Mais il reconnut qu'il le devenait par celui de deux masses d'hommes considérables, et que, prenant alors quelque nouvelle propriété, il devenait contagieux *.

2°. Les médecins de deux divisions de l'armée britannique, dans le Bengale, celle de Hansi et celle du Centre, affirmèrent, dans leurs rapports, en 1819, que les troupes, qui composaient ces corps, avaient reçu le choléra par la communication de détachemens qui en étaient infectés **.

3°. Le Bureau médical de Bombay, dans son rapport officiel publié en 1819, sous l'autorité du gouvernement, déclare qu'il lui paraît indubitable que le choléra-morbus peut être importé d'un lieu à un autre, comme dans les cas ordinaires de contagion ou d'infection ; qu'il a le pouvoir de se propager de lui-même par des moyens, qui ne diffèrent point de ceux des maladies reconnues contagieuses ; qu'il se reproduit par une véritable assimilation ; mais que sans doute il est soumis, à cet égard, à des lois particulières dont nous n'avons aucune connaissance. Il attribue

---

* Jamieson's *Report*, p. 143.
** *Idem*, p. 132 et suiv.

la préservation de plusieurs villes, pendant un espace de quatre mois, à l'absence de toute communication avec les lieux infectés.

4°. Le Conseil médical de Pétersbourg, dans son avis officiel du 10 janvier 1831, déclare qu'il se trouve forcé de reconnaître que la cause occasionelle du choléra-morbus, la seule bien prouvée, est une contagion *sui generis*, moins virulente peut-être que la peste, et exigeant une certaine prédisposition pour se développer dans le corps humain, mais très-certainement existante. Il regarde le choléra qui règne maintenant dans l'empire russe comme contagieux, et recommande, en conséquence, les mesures de police sanitaire employées en pareil cas; il affirme que les endroits cernés, dès le commencement de la maladie, en ont été préservés, et il fixe à vingt-un jours la durée des quarantaines.

5°. Un ordre du Conseil de l'amirauté d'Angleterre, adressé en 1819 à tous les commissaires des douanes, leur enjoignit de porter une attention particulière à l'examen de tout navire venant de l'île de France, alors ravagée par le choléra; il leur prescrivit d'en suspendre au besoin les communications, et de référer au Conseil sur-le-champ, pour les mesures à prendre postérieurement.

6°. La Commission sanitaire centrale, formée en France au mois de novembre 1820, pour préparer l'organisation sanitaire du royaume, reconnut le caractère contagieux du choléra-morbus oriental, et signala la possibilité de son introduction par les voies maritimes *.

7°. Le Conseil supérieur de santé a constamment, depuis sa création en 1822, classé le choléra-morbus parmi les maladies contagieuses transmissibles par les communications commerciales. Par suite d'un rapport que je fus chargé de lui faire, au mois de décembre 1823, il procéda à l'examen spécial de la question du caractère pestilentiel du choléra; et ses douze membres déclarèrent à l'unanimité que cette maladie est contagieuse et qu'elle se propage d'un pays à à un autre par importation, comme la peste d'Orient.

8°. Le Conseil privé de la Grande-Bretagne, d'après une dépêche de lord Haytesbury, ambassadeur d'Angleterre en Russie, a prescrit le 5 octobre 1830, à tous les commissaires des douanes, de faire exécuter avec la plus grande sévérité les dispositions sanitaires en vigueur, à l'égard des provenances de l'empire russe.

9°. Le gouvernement ottoman a soumis, par

* *Instruction sur la police sanitaire*, 1821.

un ordre du 26 octobre 1830, les bâtimens arrivant à Constantinople, des ports infectés ou suspects de la mer d'Azof et de la mer Noire, aux mêmes épreuves sanitaires, adoptées pour ceux venant des lieux ravagés par la peste. Il a établi un mouillage de quarantaine, dans le port de la capitale.

10°. Le gouvernement prussien, qui, dès l'irruption du choléra-morbus à Astrakhan en 1823, avait pris plusieurs précautions sanitaires contre l'introduction de la maladie par les frontières orientales, a redoublé récemment les soins qu'exige cet important objet. La Gazette d'état du 5 mai 1831 annonce que, « par suite des rapports des quatre médecins envoyés en Russie pour examiner le choléra, des notions ont été acquises, d'où résulte une probabilité presque équivalente à la certitude, que cette maladie appartient à la classe des maladies contagieuses, et que son exclusion ne peut être empêchée que par des mesures qui préviennent toute communication avec les lieux infectés. » Toutes les précautions ont donc été prises pour que le choléra ne franchisse pas les frontières de Prusse ; et un cordon sanitaire ainsi que des quarantaines sont établis dans les provinces prussiennes de Posen et de Silésie.

11°. Le gouvernement saxon vient, dans les

premiers jours de mai, de soumettre à une surveillance rigide les provenances de Pologne, par transit, à travers la Silésie et le grand-duché de Posen.

12° Enfin, parmi les personnages éminens que leur position scientifique ou sociale a investis du pouvoir d'acquérir, médiatement ou immédiatement, la certitude du caractère contagieux du choléra pestilentiel, on doit citer :

MM. les consuls de France en Perse et en Syrie, de Lesseps, Guys, Reynaud et Gamba, dont la correspondance fournit sur ce sujet les faits les plus concluans.

MM. les docteurs Makartienne, Martinengo, Meunier, Angelin, Salinas, Bournas et autres, qui ont pratiqué avec zèle et courage pendant l'irruption de Syrie, de Perse et de Mésopotamie.

M. de Loder, médecin de l'empereur à Moscou pendant le désastre de cette ville, et l'un des praticiens les plus éclairés de la Russie.

Sir Gilbert Blane, premier médecin du roi d'Angleterre, dont les recherches sur les contagions sont au nombre des meilleurs ouvrages contemporains.

Lord Heytesbury, ambassadeur d'Angleterre à Pétersbourg, qui, dans sa dépêche du 5 octobre 1830 à son gouvernement, n'a pas hésité à

dire que, si le choléra arrive jusqu'à Moscou,
on ne peut guère douter qu'il ne se propage
jusqu'à Pétersbourg, à Varsovie et de là en Allemagne.

Le comte Zakreusky, ministre de l'intérieur
de Russie, qui a fait cerner et séquestrer plus
de quarante villes ou villages infectés du choléra, et dont les mesures rigides et rationnelles
ont préservé de nombreuses populations des ravages de ce fléau.

L'empereur de Russie, qui non-seulement a
donné son approbation à ces mesures, mais qui
encore s'est soumis personnellement en sortant
de Moscou aux moyens de désinfection dont on
fait usage pour empêcher l'exportation de la
contagion; l'efficacité de ce moyen fut garantie
par une quarantaine qu'il subit à Twer, confor-
mément aux lois sanitaires.

Le généralissime polonais Skrzynecki, qui,
dans sa dépêche du 22 avril, a reconnu que le
choléra s'est introduit dans son armée le 10 du
même mois par ses communications avec les corps
de l'armée russe infectés de cette maladie, et
qu'il combattit près de la ville d'Iganie. Dix jours
après, plusieurs centaines de soldats polonais
étaient déjà atteints du choléra. Le général Skrzynecki était tellement persuadé du danger de mettre ses troupes en communication avec des lieux

et des militaires infectés, qu'il évita de prendre
la ville de Siedlec, parce que, dit-il, les lazarets
en étaient encombrés par les militaires russes
attaqués de cette redoutable maladie.

Un tel concours de preuves données par des
faits nombreux, authentiques et concluans, par
des autorités scientifiques administratives et gou-
vernementales, et par des témoins oculaires
du caractère le plus respectable, et du nom le
plus illustre, établit incontestablement que le
choléra oriental est une maladie contagieuse,
qu'elle se transmet d'un individu à un autre par
leurs communications médiates ou immédiates, et
qu'elle est introduite d'un pays infecté dans un
pays sain, par l'importation maritime, les marches des armées, les caravanes, les voyageurs,
les fuyards et les individus isolés.

FIN DE LA PREMIÈRE PARTIE.

DEUXIÈME PARTIE.

ITINÉRAIRE ET PRÉCIS HISTORIQUE

DES

IRRUPTIONS DU CHOLÉRA-MORBUS

PESTILENTIEL.

CHAPITRE PREMIER.

Irruptions du Choléra pestilentiel dans la Présidence de Calcutta, au Bengale.

Lorsqu'en 1817, la maladie désignée sous le nom de choléra-morbus pestilentiel éclata dans le Delta du Ganges, le choléra spasmodique, connu dans les contrées de l'Europe et décrit par Sydenham, s'était montré partiellement dans plusieurs parties du Bengale, et l'on assure qu'il y avait été plus commun que précédemment ; cependant il s'était borné, comme à l'ordinaire, à ceux des indigènes qu'une mauvaise nourriture et des demeures insalubres exposent parti-

culièrement à ses causes. Sa puissance s'étendait si peu aux Européens, que depuis dix ans
aucun d'eux n'en avait offert d'exemples à l'hôpital général de Calcutta. On admettait, comme
de notoriété publique, que son influence était
très-limitée et ses effets peu redoutables. On
assurait même que, de mémoire d'homme, il
n'avait été vu sous une forme épidémique.

Dans cet état de choses, le gouvernement britannique du Bengale apprit, le 28 août, que cette
même maladie, ou plutôt une contagion qui en
prenait les caractères principaux, venait de pa-
raître soudainement à Jessore, ville populeuse
située au milieu du Delta du Ganges. Vingt à
trente personnes de toutes classes y périssaient
chaque jour, et les habitans, étonnés et épouvantés de ses effets meurtriers et inexplicables,
cherchaient dans la fuite le seul moyen d'échapper à la mort. Cependant six mille personnes
succombèrent dans l'espace de quelques semaines. On ne supposa point, dans ce lieu, où
la maladie prit naissance, qu'elle provenait de
l'impureté de l'atmosphère ou de quelque cause
générale. On la considéra comme l'effet de mauvais alimens, tels que des poissons gâtés et du
riz ergoté.

L'opinion publique a continué, depuis quinze
ans, à faire de Jessore le lieu originaire de ce

fléau ; néanmoins on a prétendu qu'il avait paru deux mois avant sur les bords du Bourrampouter, à l'extrémité orientale des domaines indiens de la Grande-Bretagne ; il ravageait déjà, dit-on, Nuseerabad au commencement de juin, et dans les premiers jours d'août il prévalait épidémiquement à Dacca, ainsi que dans la pro vince de Behar. Le 11 juillet, il existait à Patna et à Dinapore, qui sont à cent lieues au nord-ouest de Jessore ; et, le 23 août, il décimait la population de Chittatong, qui gît à cinquante lieues dans une direction opposée. Il paraîtra moins étonnant qu'on ignore le lieu de sa première aparition, quand on saura que même à Calcutta, qui est le siége de l'empire britannique dans l'Inde, on ne put découvrir avec certitude ni l'époque de son irruption, ni l'endroit de la ville et des faubourgs où il avait commencé. On croit qu'il y fut introduit à la fin d'août, et qu'il s'y répandit d'abord parmi la population indigène ; mais tels furent ses progrès et l'accroissement de son intensité, que dans les premiers jours de septembre les Européens n'échappaient déjà plus à sa fureur.

Avant cette époque, il s'était déjà rendu maître de Nuddea et de Kishnagur, sur le bras du Ganges inférieur nommé Hougly ; il avait envahi Chittagong sur le littoral, à l'orient de la baie du Bengale, et il avait pénétré dans le nord jusqu'à Sylhet, qui gît à cinquante lieues au delà du Bourrampouter. Bientôt une aire de plusieurs mille milles fut soumise à sa pernicieuse influence; il ravagea les villes de Balassore, Burrisaul, Burdwan, Rungpore, Malva, Bhangulpore, Chuprah, et les stations militaires de Monghyr, Buxar et Ghazeepore. Il semblait alors s'étendre dans toute les directions; mais ensuite il affecta de suivre des lignes particulières et de les parcourir progressivement.

Dans les premiers jours de novembre, malgré l'abaissement de la température, il atteignit l'armée anglaise au moment où elle allait commencer la campagne contre Holkar et Scindiah, les chefs les plus redoutables des peuples de l'Indoustan. Ce fléau, dit un historien judicieux, reçut le nom de choléra-morbus, quoiqu'il ne ressemblât que par quelques uns de ses principaux symptômes à la maladie qu'on nomme ainsi. Il attaqua la division du Centre, rassemblée sur les bords du Sinde, l'un des grands affluens de la Jumma; et, pendant dix jours, il changea le camp de cette armée en un vaste hôpital. La mortalité qui eut lieu, pendant cette courte période, est estimée monter au dixième des troupes. Les Européens résistèrent mieux que les indigènes. Cependant l'invasion était si soudaine et si violente que les hommes qui tombaient de leurs chevaux, ne pouvaient se relever, et que les chemins étaient couverts de morts et de mourans *. Il périt 764 officiers et soldats sur environ 8,500, et la mortalité fut de 8,000 personnes parmi les Indiens employés au service de l'armée.

Les effets meurtriers de la maladie s'étendirent, en 1818, sur une surface beaucoup plus vaste encore. Les provinces de Berar, Malwah, Khandeish, enfin, presque toutes les parties du Decan les éprouvèrent, soit ensemble, soit successivement. Dès le mois de mars, 10,000 Indiens succombèrent à la contagion dans la ville de Banda et dans les environs. Hutta, Sangor, Ougein, Kotah furent pareillement ravagées. La division de gauche de l'armée anglaise, surprise par le choléra le 9 avril, à Jubbulpore, située au centre de la presqu'île de l'Inde, sur un terrain élevé, ne perdit que 49 hommes sur 125 malades, nombre très-borné pour un effectif de 8,500 militaires. Un corps de troupes qui était demeuré en bonne santé, pendant le siége de la forteresse de Chanda, malgré toutes les fatigues qu'il avait souffertes, ne prit la ma-

---

* History and administration of marquess Hasting. *Asiatic journal*, t. 16, p. 534.

ladie qu'en passant par un village où elle régnait. Aussitôt il éprouva une mortalité de 25 hommes par jour, et fut obligé d'évacuer la ville de Nagpore, dont les habitans avaient aussi la même infection. C'est de ce point que le choléra s'avança vers la côte occidentale de la presqu'île indienne, en suivant la grande route qui conduit de Nagpore à Jaulnah, et de là à Aurangabad et à Amednagur.

Pendant ce temps, la maladie reparaissait sur les bords du Ganges et de la Jumma, et elle s'étendait dans les provinces septentrionales de l'Indoustan. La ville d'Allahabad, où elle éclata à la fin de mars, perdit 10,000 habitans. Les troupes qui y étaient stationnées, et celles qui occupaient le fort n'en furent atteintes qu'au milieu de juillet; et quoique les communications ne fussent point restreintes, il se passa plus de trois mois avant qu'aucun effet en résultât. Par une autre exception singulière, la province de Bareilly fut généralement épargnée; et cependant l'une de ses villes, Shajehanpore, ayant été attaquée par le choléra au mois de juillet, la mortalité s'y éleva à 5,000 personnes. Cawnpore, Nujufgur et les stations militaires de Bethor furent visitées au commencement d'avril par la contagion, qui toutefois n'y exerça que peu de ravages, et n'y fut violente que pendant une vingtaine de jours. Le cours de la Jumna, qu'elle remonta dans un espace de 200 lieues, la conduisit à Agra, Multra et Delhi. Après avoir désolé, pendant un mois, la population condensée de cette ancienne capitale, elle s'introduisit dans le camp d'Hansi, situé à quelques lieues; ses symptômes n'y furent pas aussi terribles qu'ailleurs; et des 250 hommes qu'elle atteignit, il n'en mourut qu'un petit nombre. La maladie parvint à Saharunpore, sous le 30ᵉ parallèle, et elle s'y maintint jusqu'à la fin d'octobre; mais l'élévation progressive du sol et le voisinage de hautes montagnes semblè-rent l'arrêter. Peut-être cependant faut-il attri-buer plutôt cet effet au moindre nombre des communications et des habitans de cette partie de l'Indoustan. On croit trouver la preuve de cette conjecture en observant la mortalité s'ac-croître le long des bords du Ganges, proportion-nellement à la population et à l'activité du com-merce et de ses relations. A Tirhoot neuf à dix mille personnes furent emportées par la conta-gion; à Chuprah il n'y en eut que 700; à Cawn-pore 500; mais on porte à 30,000 la mortalité de Gorruckpore et du district environnant. On remarqua avec surprise qu'au milieu de ce dé-sastre pas un seul individu n'était mort dans la prison de la ville.

On avait d'abord cherché la cause de la maladie dans la nature des alimens; et le riz de la dernière récolte avait été regardé comme le principe funeste du choléra; mais le peuple lui-même abandonna bientôt ces idées, et adoptant celles d'une infection locale, il sortit en foule de ville, et se répandit dans les campagnes. Comme dans toutes les grandes contagions, le choléra était, dans toute l'Inde, l'objet d'une multitude d'assertions de ce genre, presque aussitôt contredites qu'avancées, et souvent même contradictoires à l'observation dans l'endroit où elles prenaient naissance. Chaque jour on assurait que la maladie commençait à décliner; on prétendait qu'elle était bornée à telle ou telle caste; on assurait que ses symptômes n'étaient plus les mêmes; on disait qu'il suffisait de se nourrir de végétaux pour être épargné par elle; on vantait tel ou tel remède comme efficace, et tel préservatif comme infaillible; enfin on se confiait contre son invasion dans la direction constante qu'on lui supposait dans sa marche, et d'où résultait la sécurité des habitans d'un lieu qu'elle ne tardait pas cependant à envahir; ou bien on admettait comme certain qu'elle ne pouvait franchir l'obstacle d'un fleuve ou d'une montagne. A ce dernier égard, le choléra démentit, dans ses irruptions de 1818, l'opinion qui dominait surtout parmi les médecins anglais. Au mois de juin, il s'éleva sur les hautes montagnes qui séparent l'Indoustan du Népaul, et il pénétra dans les vallées de Catmandou, Patun et Bhatgoun, qui ont une élévation de plus de 4,000 pieds au dessus de la mer.

D'après les documens officiels, dans les 104 derniers jours de 1818, le nombre des individus qui, étant attaqués du choléra, reçurent dans la seule ville de Calcutta, les secours de la médecine, s'éleva à 13,920; il n'en mourut, d'après la déclaration des médecins, que 930, ou 1 sur 14; mais 3,395, ou le quart des malades, n'étaient pas encore complètement guéris. Le rapport des magistrats, chargés de la police des cimetières de la ville, porte à 5,109 décès ceux causés en 1818 par le choléra, parmi la population indienne et musulmane de Calcutta.

En 1819, cette mortalité ne fut que de 1,459 personnes; et dans les deux mois où régna la maladie, la perte qu'elle produisit ne fut que de 469 individus, au lieu de 2,454, comme l'année précédente. L'irruption commença au mois de mars; ses effets s'étendirent promptement dans tous le territoire environnant; au camp d'Asseeghur, à Midnapore, à Ishra, il périt plusieurs officiers anglais et beaucoup d'autres militaires. A Husseinabad, la maladie déclina quinze jours après son apparition, mais à Calcutta sa durée fut beaucoup plus grande. Elle s'introduisit dans le fort William et à bord des navires mouillés dans le Ganges. Un bal ayant été donné sur l'un d'eux, *le Liverpool*, la moitié des 50 personnes qui y assistaient furent saisies par le mal, et dix périrent dans la semaine, y compris le capitaine, le chirurgien et plusieurs dames de Calcutta. La terreur des Indous était si grande qu'à la fin de juin, les bateaux qui apportent les cotons du nord du Bengale furent abandonnés par leurs équipages, qui désertaient en masse. Beaucoup d'Européens succombèrent et parmi eux, un grand nombre de militaires nouvellement arrivés. On obtint quelque succès de l'usage du laudanum joint à l'eau-de-vie, et on remarqua que l'habitude de porter un vêtement de flanelle sur la peau était une sorte de garantie contre la maladie.

Pendant le cours de cette année, le choléra parut dans une foule d'endroits très-éloignés les uns des autres, et où son germe semblait détruit depuis plusieurs mois. A Nagpore, et dans le territoire très-élevé de la province de Malva, au centre de la péninsule, il fut fort meurtrier en avril et mai; on y donna aux malades jusqu'à 60 grains de calomélas, et on leur tira, par la saignée, jusqu'à 40 onces de sang.

Les troupes postées à Rampoura et à Mundessore
ne furent pas très-maltraitées pendant cette seconde irruption. On remarqua que la garnison
de Jaragurth, forteresse située à 1000 pieds au
dessus de la plaine, fut atteinte par la maladie,
tandis que les habitans d'une ville située au pied
de la montagne n'en éprouvèrent point les effets.
A la fin de mai, la maladie cessa à Neemuch,
et ce fut alors qu'elle éclata à Nusserabad, qui
en est à 28 lieues. Un corps de troupes posté
à mi-chemin de ces deux villes, n'en fut attaqué
que quelques jours après. Les détachemens de
l'armée sur la Nerbudda et à Sangor souffrirent
beaucoup. Il en fut ainsi de la population d'A-
gra, qui dès le 27 mai revit le fléau dont elle
avait éprouvé les effets l'année précédente dans
les premiers jours de juillet. L'irruption dura dix-
huit jours et fit périr une multitude de personnes,
tandis que celle de 1818 n'avait fait que très-peu
de mal. Au contraire, la ville de Muttra, qui avait
alors ressenti cruellement son influence, n'en
fut point atteinte une seconde fois ; mais Coel et
Meerut furent soumises à une seconde invasion,
qui sembla d'abord limitée aux bazars, d'où elle
s'étendit aux casernes et aux hôpitaux. Le 14e
régiment, fort de 1200 hommes, en eut 221 atteints du choléra ; il en mourut 1 sur 5 et demi.
L'attaque était soudaine et terrible ; les malades

étaient emportés dans un espace de 9 heures
et tout au plus de 48. On cite dans le nombre de
ceux qui échappèrent à la mort un Anglais, dont
le salut fut attribué à la quantité prodigieuse
de laudanum qu'il prit en deux ou trois heures,
et qu'on évalue à 400 gouttes. Un Indien en avala
jusqu'à 600 en une nuit, et il survécut. Ce
même régiment avait à peine éprouvé quelques
effets du choléra l'année précédente, quoiqu'il
fût caserné dans le même lieu et exposé aux
mêmes influences locales. Pendant le désastre de
1819, deux corps de cavalerie, casernés à droite
et à gauche du 14ᵉ régiment, n'eurent que quelques hommes malades; et les troupes indigènes
furent exemptes de toute atteinte. L'opinion du
chirurgien de ce corps d'armée fut que la maladie était contagieuse.

Plusieurs villes étaient alors infectées le long
du Ganges et de la Jumna. Moradabad perdit,
pendant un mois, de 12 à 16 personnes par jour;
Kurnaul, Bareilly, Almora, Saharunporte furent les échelons par lesquels le choléra s'éleva
une seconde fois sur le versant méridional de
l'Himalaya. Le 2 octobre, il envahit le Deyra-
Dhoon, vallée située sous le 31ᵉ parallèle et ra-
tachée aux terrains exhaussés du Ganges supérieur; pendant les trois jours qu'il y exerça ses
ravages, il enleva une foule d'indigènes; et sur

113 militaires qu'il atteignit, 74 ou près des deux tiers succombèrent à sa violence. Il tua en outre dans le camp 73 femmes ou enfans de la suite des troupes. Il se montra également à Kumaron au-delà des premières montagnes, entre le Ganges et le Gogra; et il parut jusque dans la vallée du Népaul, malgré sa grande élévation et sa singulière salubrité. Cependant on n'en observa seulement que quelques cas, et dans la ville de Catmandou, il n'y en eut qu'un seul qui fut fatal*.

En 1820, le choléra reparut de fort bonne heure dans la Présidence du Bengale; il n'y en avait encore aucun exemple à Calcutta, au commencement de février; mais dans la dernière semaine de ce mois, 68 personnes périrent de cette maladie; 657 succombèrent en mars; il y eut 273 décès dans la deuxième semaine d'avril; on en compta 481 du 1er au 11 mai, et à la fin de juin, il mourait encore deux ou trois personnes par jour. L'irruption se prolongea même jusqu'en septembre, époque à laquelle furent frappés du choléra plusieurs fonctionnaires publics et des Européens des deux sexes appartenant aux premiers rangs de la société. La mort avait lieu généralement, quand les secours de

---

* La vallée Népaul gît par le 27e parallèle; vers son extrémité septentrionale, son élévation est de plus 4,000 pieds au dessus du niveau de la mer.

l'art étaient tardifs, et lorsqu'au début le malade éprouvait une prostration de force soudaine, un état de torpeur, un froid glacial, une sueur visqueuse et la perte du pouls. Alors les efforts pour combattre le mal étaient inutiles, et le trépas survenait parfois au bout de quinze minutes.

Cette année, la contagion se ranima, ou fut introduite dans les villes suivantes : Jessore, où l'on suppose qu'elle prit son origine en 1817; Dacca, près du Bourrampouter; Moorshedabad, au confluent de l'Hougly; Midnapore, près de Calcutta; Sylhet, vers les frontières des Birmans, Jaulnah, Jelalpoore, Dinapore, sur le Ganges, et beaucoup d'autres lieux.

En 1821, la maladie exerça principalement ses ravages dans les villes indiquées ci-après: A Goruckpore, dont le Rajah et la plupart des habitans prirent la fuite, abandonnant dans leur effroi, leurs maisons, leurs champs et leurs propriétés.—A Cawnpore et à Lucknow, dont la population indigène et la garnison anglaise souffrirent beaucoup pendant les mois de juin et de juillet. — A Nagpore et dans les stations militaires de la Nerbudda, surtout parmi les troupes en marche.—Pendant juillet, à Chittagong, Fattyghur, Chowinghée, Banda, Midnapore, Ghazepore, Cuttah et Balassore. Il y eut dans ces villes des

Européens qui expirèrent sept heures après l'invasion.—Pendant le mois d'août, à Dinapore, Sangor, Rampoor et Dacca. Dans ce dernier lieu, on perdit le grand-juge Owen Wynne, homme digne de son haut rang par la supériorité de son esprit et par son caractère.—Dans le Bundlekund, dont le territoire est fort élevé, le choléra fit de grands ravages au commencement de l'automne; il s'y joignit parmi les Indous une maladie inconnue et souvent mortelle, désignée par le nom de *Loo*, et ayant pour symptômes principaux ceux d'un violent coup de soleil.

Dès le mois de juin, Calcutta ressentait les atteintes de la maladie, et les navires mouillés dans ce fleuve en étaient infectés. Jaggrenah, ville dont la pagode est si célèbre dans l'Inde, était en proie au choléra-morbus à l'époque de la fête religieuse qui y rassemble jusqu'à 1 200,000 pélerins. Une multitude de ces malheureux furent frappés mortellement; et la terreur fut si grande parmi eux qu'elle éloigna de leur esprit l'idée de se dévouer, ainsi que plusieurs le font chaque année. Non-seulement aucun ne se précipita sous les roues du char qui, de temps immémorial, promène processionnellement les idoles, mais encore ce char ne fut pas même traîné autour du temple.

En 1822, l'étendue des ravages du choléra

fut moins grande dans la présidence de Calcutta ; cependant la contagion s'y montra dès le commencement de février parmi les habitans de Jessore, qui, pendant cette cinquième irruption, éprouvèrent encore une grande mortalité, et au mois de décembre, plusieurs personnes succombèrent encore à Calcutta par l'effet de cette formidable maladie. A sa première apparition, les papiers publics de cette capitale de l'Inde britannique prévirent ses progrès et recommandèrent comme des précautions peut-être utiles l'usage des bains chauds et celui des vêtemens de laine sur la peau ; ils confessèrent que, quoique ce fût la septième année de la domination de ce fléau, on ne savait que bien peu de choses à l'égard de ses causes, et qu'il semblait seulement que son développement se liait avec les changemens atmosphériques et les vicissitudes de la température.

Parmi les villes infectées dans le cours de cette année, on cite Chittagong, qui avait été ravagée par la maladie dès 1817, et Serampore, où il périt jusqu'à 85 personnes en un seul jour.

En 1823, l'irruption commença au mois de mars à Calcutta, et enleva, dans la seule enceinte de la ville, 351 Indous ; la contagion se communiqua promptement aux cités voisines. Le missionnaire Williams Ward, célèbre orientaliste, la porta à Serampore, où il mourut dans les vingt-quatre heures de l'invasion. A Nagpore, la maladie éclata en mai parmi les indigènes; un seul Anglais en fut atteint. A Kampti, ce fut particulièrement dans les bazars qu'elle se fixa, et les individus qui les fréquentaient en furent presque exclusivement frappés. Mais la consternation gagna toute la population, et les villages furent abandonnés par leurs habitans, qui se réfugièrent dans les bois. Le remède le plus communément employé fut celui-ci : cent gouttes de laudanum dans deux verres d'eau-de-vie, et vingt gouttes de liqueur de Turlington en deux doses.

En 1824, le choléra commença à se montrer à Calcutta en février, ses progrès devinrent plus puissans en avril et en mai; il attaqua et fit périr des militaires, des ecclésiastiques, des vieillards, des jeunes gens, des enfans, des femmes et des invidus de tout rang. En l'espace de 28 jours, on compta, dans un quartier de Calcutta, 331 décès causés par la contagion. Le chef de justice, sir Christophe Puller, y succomba, ainsi que plusieurs autres personnes distinguées. Serampore en éprouva encore les effets, et il s'étendit de nouveau à Jaulnah, au centre de la péninsule indienne.

En 1825, il n'était pas éteint au mois de janvier dans la Présidence de Calcutta; et Berham-

pore en ressentit la pernicieuse influence au milieu de la saison la plus froide. On prévit que la
population de la ville de Calcutta n'échapperait
pas à ses ravages; et en effet, des lettres du 28
août, apportées par le vaisseau *la Couronne* et
insérées dans le *Courrier de Londres*, font connaître qu'il mourait alors jusqu'à 500 personnes
par jour. La maladie régnait encore au mois d'octobre, principalement parmi les indigènes; elle
parcourut toutes les parties du Delta du Ganges,
et se prolongea surtout à Jessore, où pendant long-
temps elle enleva 30 habitans chaque 24 heures,
et à Bankipore, où elle éclata dans le bazar
avec la plus extrême violence. A Bénarès, elle
fit périr 6,000 Indous ou musulmans. On attribua la rapidité de ses progrès à la réunion des
étrangers appelés dans la ville par la célébration
des fêtes du Mohurrum. La population chercha
son salut dans la fuite. Des témoins oculaires
rapportent que le Ganges roulait une multitude
de cadavres qui étaient dévorés par les chiens et
les oiseaux de proie. La contagion se propagea
en septembre dans un grand nombre de villes
parmi lesquelles on cite : Ghazeepore, Chunar,
Futtyghur, Mizapore, Kushbad, Dinapore, etc.

En 1826, le choléra qui avait disparu, dès
que le changement de saison avait déterminé
l'abaissement de la température, se ranima aus-

sitòt qu'avec le printemps revint la chaleur; il éclata le 15 avril, à Bénarès, qu'il avait ravagée l'année précédente, et il enleva le centième des habitans de cette grande ville. A Calcutta, il se manifesta au mois de mai, et il causa également une mortalité considérable, principalement parmi les Indous. Les habitans des campagnes quittèrent leurs demeures à son approche; et ce devint une expression proverbiale et populaire, que cette leçon de l'expérience : Qui s'enfuit, vit.

Patna, sur le Ganges, à cinquante lieues de Bénarès, éprouva les désastres de cette irruption.

Il paraît que l'hiver de 1826 à 1827 manqua cette fois d'exercer sa bénigne influence et d'engourdir le germe de la contagion. Le 25 janvier, le 59ᵉ régiment étant parti du fort William à Calcutta, il fut atteint, pendant sa marche, par le choléra qui lui tua 15 hommes. En même temps, le navire de la compagnie *le Waren-Hastings*, au mouillage devant la forteresse, était assailli par la maladie, qui lui enleva une grande partie de son équipage. Un bateau à vapeur reçut ordre de touer ce navire et de lui faire descendre le Ganges, pour le mettre en mer. Nonobstant cette précaution, le choléra se répandit dans la ville et ses environs; il tua 800 Indous dans le courant de mars, et atteignit la population européenne. L'usage du gaz oxigène, qu'on préconisa comme un remède efficace, ne répondit pas dans la pratique à l'éloge qu'on en avait fait. Au mois de mai, la contagion enlevait 40 personnes par jour, dans les quartiers habités par les Indiens. En octobre, elle continuait ses ravages, et s'étendait même aux chiens, ce qui rendit nécessaire d'en tuer une multitude. Ses causes étaient toujours l'objet d'une foule de conjectures ; les Européens en accusaient la chaleur du soleil et la fraîcheur des nuits, tandis que les Indous l'attribuaient à la divinité des cimetières, Kali, qu'ils supposent irritée de la cessation des sacrifices humains. Ces idées superstitieuses se reproduisaient sous des formes différentes. Par exemple, à Palcala, en 1827, une femme indienne ayant résolu de se brûler sur le corps de son mari mort du choléra, l'autorisation lui en fut refusée par le Rajah ; mais, la veuve réclama hautement contre cette défense, et prétendit qu'elle s'était déjà brûlée quatre fois, avec son époux, dans ses premières existences, ajoutant que, si elle n'en était pas empêchée une cinquième, le choléra cesserait entièrement avant que quinze jours fussent expirés. Le Rajah, gagné par cette assurance, permit aussitôt qu'elle se brûlât *.

---

* Papiers indiens. *Timira Natak.*

Parmi les lieux où la maladie s'établit, on cite Jessore et Moorshedabad, qui l'éprouvèrent dès le mois d'avril, Jaypour, Jubulpore, Rewa, Sangor, dont tous les villages furent abandonnés, Nusseerabad, où elle attaqua les troupes anglaises, Kurnal, où il périt plusieurs officiers.

Le choléra se montra même sur les hautes collines des districts voisins de l'Himalaya. Toutefois, le docteur Gowan, qui a décrit cette irruption, dans un mémoire communiqué à la Société médicale de Calcutta, croit pouvoir affirmer que la maladie ne parvint point au delà d'une hauteur de 6,500 pieds au dessus du niveau de la mer. Jusqu'à présent du moins les montagnes de Nilgherry, qui borne le Mysore, au centre de la péninsule indienne, ont été exemptes des effets du choléra, qui ravage, à leur pied, la plaine de Coïmbatore. Ces montagnes ont une élévation de 8,700 pieds au dessus de l'océan, et les habitations gisent à 5,000 pieds au moins.

Dans cette irruption de 1827, le docteur Titler fit usage avec succès, à Calcutta, des frictions mercurielles. A Berhampore, le docteur Mouet employa le calomélas avec l'opium et la magnésie pour empêcher le vomissement; il eut recours à de larges vésicatoires, et se servit de l'éther, du camphre, de la saignée; il essaya de faire boire de l'eau chaude abondamment, mais il ne put y réussir. Sur 94 malades, 33 furent saignés; il en mourut 7. Cette maladie, dit le médecin que nous citons, est aujourd'hui tout aussi inconnue, inexplicable et intraitable que lors de sa première apparition. Quand elle attaqua le 14ᵉ régiment d'infanterie, en garnison à Berhampore, le premier militaire qu'elle atteignit, fut la sentinelle au bazar; successivement, chaque jour, il y eut de nouveaux malades, et en 13 jours, 94 hommes en furent assaillis; il en périt 20, dont 6 avaient été saignés. On attribua, comme à l'ordinaire, l'invasion aux alimens, aux boissons, au froid humide de la nuit, aux rayons du soleil, etc. Aucun des hommes intempérans, débauchés n'en fut atteint, ce qui est en contradiction avec l'opinion vulgaire.

En 1828, lorsque, dès le mois d'avril, le choléra reparut à Calcutta, on en chercha la cause dans la sécheresse de l'air. La violence de la maladie fut plus grande que depuis plusieurs années; nombre de villages furent entièrement dépeuplés. Le district montagneux de Kemaon-Almorah, Cawnpore et Chittagong furent successivement ravagés. A Calcutta, on perdit, huit heures après l'apparition des premiers symptômes, Roger Winter, l'un des avocats les plus distingués de cette capitale.

En 1830, la maladie parut à Calcutta dès le mois de mars; elle s'affaiblit après avoir enlevé plusieurs Européens et notamment des fonctionnaires publics, puis elle se ranima au mois d'octobre, et s'étendit davantage. Un régiment venant de Madras en fut assailli lors de son arrivée, et en souffrit considérablement.

A Jessore la mortalité fut encore considérable.

En résumant ces faits, on en obtient les résultats suivans.

1°. La maladie pestilentielle, connue sous le nom de choléra-morbus, a régné dans l'immense territoire de la Présidence du Bengale depuis 1817 jusqu'en 1830, ravageant successivement ses différentes parties, s'endormant presque toujours aux approches de la saison froide et se ranimant dès les premières chaleurs.

2°. Ses irruptions partielles, dans les principales villes, s'élèvent pendant cette période de quatorze ans, à plus de 200. Calcutta, capitale de l'Inde britannique, a été infectée plus ou moins chaque année pendant ce long espace de temps. Après elle, les villes qui ont souffert le plus souvent sont les plus populeuses, les plus commerçantes, celles qui ont le plus de communications: Bénarès, Jessore, Dacca, Dinapore, Jaggrenah.

3°. La maladie s'est étendue du 21° parallèle au 31°, depuis le Delta du Ganges jusqu'au pied des monts Himalaya ; et du 72° méridien au 90°, depuis les montagnes centrales de l'Indoustan jusqu'au delà du Bourrampouter. Elle a parcouru conséquemment une aire de 250 lieues du sud au nord, et de 330 de l'ouest à l'est, renfermant plus de 30,000 lieues carrées.

4°. Elle a remonté le Ganges dans un cours de 400 lieues, la Jumna, le Gogra, le Bourrampouter et en général tous les grands fleuves et leurs affluens, qui servent de moyens de communication.

5°. D'après les tables météorologiques de Jamieson, elle a régné à Calcutta sous l'influence de la température du 28°, 44 réaumurien, — 35°, 56 centigr., et par une chaleur moyenne n'excédant pas le 14°, 67 de R.—33 centigr.; ce qui offre une différence de moitié avec le maximum.

6°. Elle s'est étendue au Népaul, vers la base de l'Himalaya, au delà du 27° parallèle, à une élévation de 1500 mètres ou 5,000 pieds anglais, au dessus du niveau de la mer; elle s'est établie dans l'Inde centrale dont le plateau s'exhausse progressivement vers le nord, et a 250 mètres au dessus des eaux de la Nerbudda, et plus de 600 au dessus de l'Océan indien. Enfin, elle a envahi plusieurs fois la ville de Catmandou, qui est située à 1500 mètres au dessus de la mer, sur les montagnes inférieures rattachées à la base de l'Himalaya. Cette hauteur excède celle de Briançon, la ville la plus élevée de France; elle diffère peu de celle des villages des Pyrénées, qui sont dans ces montagnes à la limite extrême des habitations des hommes *.

* Heas, 1465 mètres. Gavarnie, 1444.

CHAPITRE II.

Irruptions du Choléra pestilentiel dans la Présidence de Madras, à la Côte de Coromandel de la Presqu'île de l'Inde.

Le choléra qui, pendant 1817, avait ravagé le Bengale et les provinces septentrionales de l'Indoustan, pénétra dès le printemps suivant dans la péninsule indienne. Il parut dès le 20 mars 1818 dans le territoire de Ganjam, ville maritime de la contrée d'Orixa, située sur la côte orientale de la presqu'île, à l'ouest du golfe du Ganges. En suivant le littoral, il gagna Chicacole, Aska, Vizianagram, Rajahmundry, Ellore et Mazulipatam, où il arriva au mois de juillet, à cent vingt lieues de son point de départ.

Il fut fréquent à Aska entre le 23 avril et le 16 mai; il disparut alors soudainement, puis revint au commencement de juillet, et continua jusqu'en novembre avec plus ou moins de force.

A Vizianagram, il éclata le 20 mai et devint général dans les premiers jours de juillet; il déclina en décembre, reparut en février 1820, multiplia ses progrès en mai, et fut plus funeste en avril et en novembre qu'aux autres époques.

A Rajahmundry, qui est dans l'intérieur, il se montra le 10 juillet, diminua au mois d'août, disparut en novembre, revint dès le 25 janvier 1819 durant la domination d'un vent froid du sud-est, et il continua de sévir jusqu'à la fin d'avril.

A Ellore, il débuta parmi les habitans et dans un régiment de cavalerie indigène; les familles musulmanes eurent beaucoup à en souffrir.

A Mazulipatam sur la côte, il attaqua d'abord les condamnés qui sont logés dans la forteresse; dix jours après, le 20 juillet, il envahit la ville et les environs; il y fut général pendant tout août; il déclina rapidement en septembre, et s'éteignit en octobre quand les pluies commencèrent. On l'éprouva de nouveau le 15 juin 1819, mais il fut moins intense et son invasion plus courte.

Les troupes souffrirent moins à Ellore que les Indiens, qui perdaient en septembre dix à douze personnes par vingt-quatre heures. Les médecins du pays employaient avec succès, dit-on, des pilules d'opium, de chaux et de cosses broyées du *Ligustrum ajwayum*.

Dans les districts de Gountour et de Nellore, qui furent ensuite infectés, la maladie sembla soumise à certaines conditions de propagation qu'elle démentit bientôt en d'autres lieux. On remarqua à Gountour que les bramines, qui habitaient une rue fermée et humide, y furent plus exposés que les autres classes de la population, et qu'au contraire les banians ou marchands, qui vivaient dans une rue large et aérée, y échappèrent presque entièrement. Dans les parties de la province de Nellore qui sont élevées, et conséquemment mieux ventilées que les autres, la maladie fut moins fatale et moins commune; elle apparut le 2 août dans les villages qui sont situés au nord; et avant le 5 octobre elle était parvenue dans ceux du sud à une distance de soixante lieues; en douze jours elle fit trente-deux milles, puis quatre-vingts en vingt-sept; toutefois deux districts de la province échappèrent entièrement à cette terrible visitation ; la maladie continua, dans ceux qu'elle avait envahis, pendant toute la saison des pluies, elle cessa le 15 janvier 1819, revint en avril et dura trois mois en chaque lieu.

Par ces irruptions progressives vers le sud, elle touchait alors le territoire de Madras ; cette ville la reçut du 5 au 8 d'octobre 1818 ; ses progrès la rendirent générale jusqu'au 24, qu'un violent orage la suspendit ; elle reprit bientôt sa violence, et dura jusqu'au commencement de novembre. Alors elle déclina lentement, devint rare et bénigne. En avril 1819, les troupes de la présidence étaient bien portantes ; mais une nouvelle irruption eut lieu de bonne heure au mois de mai. Dès le 8, la maladie avait reparu au camp du général Pritzler, près de Guddock ; il y périt deux mille cipayes et dix-huit officiers. John Duncan, membre du Bueau médical de Madras, en fut atteint et mourut, ainsi que le chirurgien-major Bunce, de Dinapore. Le même sort fut éprouvé par le Nabad du Carnatic, Dowlah Bahandar, qui résidait à Chepauk, et dont la perte mit fin à la dynastie des anciens souverains d'Arcot. Ce prince n'était depuis longtemps que titulaire, et la compagnie des Indes lui faisait un revenu de trois lacks de pagodes. Les environs de Madras, Saint-Thomé, Poonamali et Wallajahbab, furent traités plus ou moins sévèrement. Le régiment des royaux écossais éprouva une grande mortalité. Il y eut au mois de mai des officiers anglais qui périrent cinq heures après l'invasion de la maladie; et pour juger de l'effroi qu'éprouvait la population indigène, il suffit des détails suivans que nous traduisons littéralement, et qui appartiennent au second rapport annuel du comité de Correspondance établi à Madras pour les travaux des missions chrétiennes de l'Inde.

« La maladie fatale qui commença en 1817 à Calcutta, et qui passant de là dans les provinces du Haut-Bengale, descendit vers le Deckan, après avoir ravagé les plus belles parties de l'Indoustan, se manifesta enfin à Madras en 1818; elle menaça cette ville de ses plus affreux effets. Mais la vigilance du gouvernement, les efforts des habitans européens et la faveur de la Providence, diminuèrent les désastres que son irruption avait répandus ailleurs; et elle s'apaisa après avoir frappé un moins grand nombre de victimes que ne le faisait craindre sa violence et l'accumulation des habitans de la ville noire, ainsi que des villages populeux des environs.

» Pendant sa domination, les cérémonies des Indous pour apaiser la divinité qui, dans leur croyance, préside à cette maladie, furent générales et continuelles; ainsi qu'à Calcutta, la mul-

titude crédule fut abusée par les fraudes les plus
grossières. Une idole appelée Yagatha Ummah,
qui avait été mise sous séquestre par l'autorité
depuis quarante ans, à cause des dissensions
que son culte élevait entre différentes castes, fut
rendue aux bramines sur leur demande, et après
avoir reçu d'eux toutes les garanties nécessaires.
Cette idole somptueusement ornée fut conduite
en procession à travers une foule immense et
au bruit des instrumens et des cris du peuple.
Le sang des sacrifices coula de tous côtés, et de
prétendues incarnations de la divinité offensée
furent exposées, et ensuite portées solennelle-
ment d'un endroit à un autre, aux acclamations
des Indous.

» On estime à 1,500 pagodes (14,200 fr.) la
dépense d'une seule procession pour apaiser la
déesse qui, dans sa colère, dit-on, a déchaîné
ce terrible fléau; et une lettre du Comité du
22 octobre 1818 annonce comme un bruit public
auquel on ajoutait foi, que les Indiens épouvantés avaient offert à leurs dieux le sacrifice
d'un jeune idiot, coutume barbare qui depuis
long-temps semblait être oubliée. »

Cette irruption meurtrière se prolongea, avec
quelque intermittence, jusqu'en 1820. Le Courrier de Madras donne, d'après les autorités les plus
compétentes, l'état de la mortalité des troupes

de cette présidence pendant l'année finissant au mois d'août; il en résulte que, sur 1260 officiers européens, il en mourut 74 pendant cette courte période. La cavalerie perdit $6\frac{1}{3}$ sur 100 hommes; l'artillerie seulement $3\frac{1}{8}$; les ingénieurs aucun; l'infanterie $6\frac{1}{4}$; les médecins souffrirent plus que les militaires, ils perdirent au delà de $6\frac{1}{2}$[*].

Lorsqu'au mois de novembre 1818 le déclin de la maladie à Madras fit considérer l'irruption comme terminée, il y eut néanmoins des cas isolés, et l'on reconnut que le choléra ne quittait point tout-à-fait les lieux qu'il avait ravagés, ce qui rendait nécessaire de continuer les précautions sanitaires. L'abaissement de température ne l'empêcha point de se propager le long de la côte Coromandel, vers l'extrémité méridionale de la presqu'île indienne. Il atteignit Sadras et Pondichéry, et y fit beaucoup de mal; à Cuddalore, qui gît au sud à peu de distance, il parut le 14 novembre, après le commencement des grandes pluies; il y régna avec violence jusqu'à la fin de décembre, puis il diminua rapidement, et à la fin disparut; il en fut ainsi à Combaconum, où il éclata le 20 novembre; mais, après son ex-

---

[*] *Courier of Madras*, 27 novembre 1820. *Asiatic journal*, juin 1821. *Rapport* du doteur Scott, etc.

tinction apparente, il se ranima au milieu de janvier pendant deux ou trois jours. La même chose arriva à Nagore et à Négapatam, où il revint à trois reprises différentes ; il s'y déclara en novembre 1818, cessa au bout de vingt jours, reparut en janvier 1819, puis en juillet, et enfin il reprit sa puissance à Nagore du milieu d'octobre jusqu'en novembre, et à Négapatam, qui n'en est qu'à quatre milles, du 1er au 13 février 1820. De pareilles alternatives eurent lieu à Tanjore entre le 20 novembre 1818 et avril 1820. Dans ses progrès vers le midi, il atteignit Ramnad sur la côte, Madura dans l'intérieur, et les districts montagneux de Dingigul, qui sont à une grande élévation au dessus de la mer ; il y fut très-funeste en juin 1819, et ce ne fut qu'en mars ou avril 1821 qu'il cessa généralement.

A Palamcottah et Tinnevelly, villes situées dans les terres à une médiocre distance du Cap Comorin, qui termine au sud la presqu'île de l'Inde, il commença en janvier 1819 ; à la fin de ce mois, les troupes et les habitans en étaient délivrés, mais il continua de sévir parmi les soldats d'un régiment nouvellement arrivé de Ceylan ; il sembla sommeiller pendant six mois, puis se ranima au commencement de septembre, et continua de décimer la population jusqu'en décembre et même jusqu'en avril 1820.

Arrivé à ce point, il avait parcouru, du nord au sud, du 20 mars 1818 au mois de janvier 1819, toute l'étendue de la côte Coromandel qui forme le littoral oriental de la péninsule indienne; il avait franchi conséquemment, dans ses progrès journaliers, un espace de plus de dix degrés de latitude et parcouru une ligne itinéraire longue d'au moins quatre cents lieues. Mais simultanément il en suivait une autre presque parallèle qui s'étendait aussi vers le midi à travers les contrées intérieures de la presqu'île.

Nagpor est considéré comme le premier lieu où il se soit montré dans la région centrale, au nord de la péninsule de l'Inde, après qu'il eut ravagé le Bengale, et se fut avancé du Ganges vers l'Indus, en traversant, presque sous le tropique, les belles contrées de l'Indoustan. Dès le milieu de mai 1818, il était commun parmi les habitans; les 26 et 27, il y en eut quelques cas dans le dépôt d'un corps de troupes, et trois ou quatre hommes en moururent. Le 30 mai, un fort détachement, qui venait du siége de Chandah et qui était en parfaite santé, arriva à Nagpor et prit possession d'un campement qu'il avait occupé précédemment sans inconvéniens; aussitôt il fut attaqué violemment par la maladie, qui dura jusqu'au 10 juin.

Un détachement, qui avait quitté Nagpor pendant l'irruption et qui même avait perdu des hommes pendant sa marche, arriva vers la fin de juin dans la ville de Jaulnah. Le choléra y parut le 3 juillet, se épandit parmi les habitans et les troupes, et dura jusqu'au mois suivant. La brigade du générd Russel, arrivée en bonne santé à Jaulnah le 4 juillet, partit le 5 pour Hydrabad; quelques jours après, la maladie éclata dans ses rangs et y causa une grande mortalité. Une compagnie de voyageurs anglais, accompagnée d'une suite de mille individus, entrèrent à Jaulnah le 4, et quittèrent cette ville le 6, sans accidens; mais, avant d'arriver à Aurangabad, leurs gens avaient le choléra, qui se répandit aussitôt dans cette cité, et dont les premiers exemples eurent lieu dans le voisinage de leur demeure.

Au nord de Jaulnah, la maladie se montra partiellement en deux endroits occupés par les troupes anglaises. Le 4 juillet, elle assaillit le corps du lieutenant-colonel Heath, campé sur les bords du Tapty, dans la province de Khandeish; elle gagna bientôt les habitans, et le camp du colonel Macdowall en souffrit beaucoup, surtout un régiment européen de Madras. Ces lieux sont à trente lieues au N.-N.-O. de Jaulnah. Le camp de sir John Malcolm à Mhow, près d'Indore, au delà de la Nerbudda, l'éprouva pareillement au commencement de juillet, sans qu'on sache s'il y avait une connexion entre cette irruption et celle du sud ou du nord.

Dans ses progrès au midi, le choléra s'avança sur deux lignes presque parallèles l'une au centre de la péninsule, l'autre moins éloignée de la côte orientale; il existait le 4 juillet 1818 à Punderpour, au moment où a célébration d'une grande fête avait attiré beaucoup d'étrangers; il y produisit une grande mortalité; il périt plus de 3,000 personnes en peu de jours; il y succombait jusqu'à 350 malades par vingt-quatre heures. Rien ne peut surpasser, dit un témoin oculaire, le triste spectacle qu'offrait cette ville; les habitans tombaient dans les rues, comme s'ils étaient atteints par la mitraille. Deux de mes serviteurs que je perdis, ajoute-t-il, étaient en parfaite santé le jour précédent. La maladie déclina au bout de huit jours; mais le 13 août elle envahit Badamy, Burwar et Hoobly dans le voisinage des montagnes. Un camp formé sur le Dooab l'éprouva du 18 août au 1er septembre, et ensuite les troupes qui l'avaient eue y furent encore soumises dans un autre lieu, au milieu d'avril 1819. A Bellary, les habitans seuls en furent atteints du 8 au 17 septembre; alors les troupes en furent attaquées jusqu'à la fin du mois; enfin la maladie cessa, revint en octobre avec toute sa première violence, et ne disparut que dans les derniers jours de décembre. De 5oo prisonniers détenus à 1,2oo mètres du fort où elle régnait, un seul fut atteint et même échappa à la mort. Le 34ᵉ régiment anglais, parti de Bellary pour Bangalore en bonne santé, fut assailli le lendemain par le choléra : un seul homme toutefois en fut attaqué ce jour-là; les deux jours suivans aucun accident n'arriva; mais le 21 septembre, 28 hommes furent frappés; le 22, 24; le 23, 12; sa puissance déclina ensuite rapidement. D'un effectif de 7oo hommes, 91 furent infectés et 37 moururent. La maladie n'existait dans aucun des villages sur la route où passa ce corps de troupes; mais aussitôt après elle parut dans tous.

Bellary éprouva une autre irruption en mai 1819. Hurryghur et Chittledrog furent soumis à la pernicieuse influence de la première qui eut lieu dans cette partie centrale de la péninsule indienne, et que n'affaiblit point l'extraordinaire élévation de son territoire.

En continuant de s'avancer au midi, la maladie envahit la ville de Bangalore, mais sans y produire de grands ravages. Le 69ᵉ régiment ayant quitté cette garnison, deux hommes d'un détachement d'indigènes qui l'accompagnait, furent pris en route du choléra ; néanmoins il se

passa huit jours avant que les soldats européens
en fussent atteints, mais alors ils en souffrirent
cruellement.

Ce fléau parut le 6 novembre 1818 à Seringa-
patam, et il y domina pendant un mois, ainsi que
dans la ville de Mysore et dans toutes les parties
voisines du pays ; il atteignit le 3o Coïmbatore,
qui est au pied des Gates, et il y tua 70 à
8o personnes par jour, sur une population de
15,ooo âmes ; il désola les villages d'alentour,
surtout Errode et Carroor, se répandant de
toutes parts le long des rives du Cavery. Sa
force diminua en décembre ; il cessa pour ainsi
dire en janvier 1819, reparut au mois d'octobre
suivant, se ralentit en novembre, et sembla
enfin s'éteindre en février 1820.

Pendant cette irruption, le choléra s'ouvrait
encore un autre chemin entre celui que nous
venons de tracer, et sa ligne itinéraire le long du
littoral de la péninsule. Le 8 juillet 1818, la
cavalerie du Mysore en fut attaquée à Shawghur
sur le Godavery, lorsqu'elle marchait sur Hydrabad. Cette ville le reçut aussitôt ; mais il y fut
moins général et moins violent que dans les
autres stations militaires. A Gooty, où il se manifesta le 6 octobre et continua jusqu'en février
1819, il ne produisit pas une grande mortalité ;
il n'eut un tel effet que l'année suivante, dans le

même mois; s'étant alors ranimé, il attaqua un bataillon d'infanterie indigène, et sur 111 soldats entrés à l'hôpital 73 succombèrent. Dans ses progrès, en 1818, il enveloppa Cuddapah, Tripaty, Chitoor; et ensuite, plus au sud, Vellore et Arcot, qu'il abandonna en novembre, pour reparaître en mai 1819; il se termina au commencement de juillet. Au milieu de novembre, à sa première apparition sur les bords du Cavery, il enleva une multitude d'habitans des campagnes; il s'introduisit le 19 dans la ville de Sankerridroog et régna dans celle de Salem, du 22 de ce mois jusqu'au 14 décembre. Les montagnards voisins de ce dernier lieu défendirent toute communication avec la vallée, où la maladie était répandue; et il est assuré qu'ils en furent exempts, par l'effet de cette seule mesure. Une seconde irruption ravagea les deux villes de Salem et de Sankerridroog en août 1819.

Ce fut à Trichinopoly, que vint aboutir cette ligne itinéraire, ou plutôt qu'elle se joignit à celles de l'intérieur et du littoral. La maladie y parut aussitôt après l'arrivée d'un corps de troupes, qui venait du nord, et qui dans sa marche avait perdu deux hommes par le choléra-morbus. La propagation du mal s'accrut graduellement, d'abord dans les villages de Wariore et Pootoor, où plusieurs personnes moururent avant qu'on pût leur donner assistance, puis autour du fort, et ensuite dans les casernes; sa plus grande violence eut une durée de 20 jours; son déclin commença le 22 novembre; il y eut un retour de deux ou trois jours, en janvier 1819, suivi d'un sommeil de six mois. En juillet, commença une nouvelle irruption, qui prédomina dans une foule de lieux, jusqu'en décembre, et qui paraît y avoir disséminé les germes funestes des irruptions multipliées, dont cette partie de la presqu'île n'a cessé depuis d'être chaque année le théâtre.

En quittant enfin les contrées à l'orient de la chaîne des Gates, si nous recherchons les événemens arrivés dans les parties de la côte Malabar, dépendantes de la Présidence de Madras, nous parviendrons à compléter le triste tableau de ces désastres.

Ce fut au mois de septembre 1818 que la maladie, maîtresse du Carnatic, s'avança jusqu'à Hullihall et à Soonda, sur le versant oriental des Gates; elle traversa ces montagnes en plusieurs endroits, notamment dans la direction de Mangalore. Plusieurs prisonniers en furent frappés dans cette ville les premiers; mais elle s'étendit ensuite et devint générale jusqu'en janvier 1819, qu'elle disparut. Les frontières de Soonda en furent infectées de nouveau en mars 1820, et en juin, elle s'étendit pour la seconde fois à Mangalore, avec rapidité et violence. Cannanore, ville maritime située au sud, semble l'avoir reçue de Tellicherry, où sa puissance dominait dès le 25 novembre, parmi les dernières classes du peuple. Ici l'on remarqua que ni les soldats, ni les prisonniers, ni les gens de la police ne la contractèrent, et qu'elle cessa au commencement de janvier.

Dès le mois d'octobre, la province et la ville de Calicut avaient ressenti les atteintes du choléra. Mais ce fut particulièrement à la fin de décembre que ses symptômes, d'abord modérés, devinrent sévères, et que ses attaques se multiplièrent; ses effets s'étendirent à l'intérieur des prisons. Quoique la maladie déclinât depuis le mois de février 1819, elle continua, malgré son affaiblissement jusqu'en octobre, et ne disparut qu'après avoir enlevé une foule de victimes, surtout dans les dernières classes du peuple. Cochin la vit éclater dans son enceinte le 8 décembre 1818; elle devint de suite générale, diminua vers la fin du mois et cessa en janvier 1819; mais elle visita partiellement les troupes en mars, avril, mai et juillet. Alepey, ville maritime au midi de Cochin, en éprouva quelques faibles effets en octobre 1818; au commencement de novembre l'infection fut générale. Quilon, qui est plus rapproché du cap Comorin, n'en reçut que peu de dommages en 1818; ce fut en juillet et août de l'année suivante que ses habitans et sa garnison en furent attaqués violemment. Peut-être le principe de cette nouvelle irruption provenait-il de la ville voisine de Travancore, qui dès le mois de mars était ravagée par le choléra, lorsque la saison froide était à peine finie. Trevanrum, qui, étant proche des montagnes, doit participer à leur basse tempéture, fut cependant atteint de la maladie au milieu de janvier 1819.

Le choléra avait alors envahi toutes les côtes de la presqu'île vis-à-vis de Ceylan, et qui sont séparées seulement de cette île par un détroit, que franchissent tous les jours les embarcations des indigènes de chacune des deux rives. Ce fléau ne tarda pas à traverser ce bras de mer, et à se répandre parmi la population du rivage opposé à celui de la péninsule indienne; il éclata le 10 janvier 1819 dans le Pettah de Colombo, se communiqua des habitans aux troupes anglaises, et fut reconnu, dans les rapports officiels des médecins de l'établissement, comme identique avec la maladie qui désolait le Bengale depuis 1817. Il fit périr un grand nombre d'indigènes, et lorsqu'au mois d'avril il avait enfin cessé presque entièrement sur la côte, on apprit qu'il était parvenu à pénétrer jusqu'au centre de l'île, dans la ville de Kandy, dont cependant l'élévation au dessus du niveau de la mer est, d'après des expériences récentes, de 2,500 pieds ou 760 mètres.

Quoiqu'il ne soit encore parvenu en Angleterre aucun rapport général sur les irruptions du choléra-morbus dans la Présidence de Madras postérieurement à 1820, nous pouvons cependant, au moyen de recherches laborieuses dans les documens journaliers de l'Inde britannique, ajouter les événemens des dernières années à l'histoire sommaire des ravages que ce fléau a fait éprouver à la côte Coromandel.

Dans l'opinion de plusieurs personnes bien informées depuis 1818, la ville de Madras n'avait pas été délivrée complètement de la maladie; et quand elle en fut infectée de nouveau, en février 1820, on attribua cette irruption au développement de son ancien germe. Beaucoup d'indigènes furent victimes de ses effets, qui se prolongèrent jusqu'à la fin d'avril, et s'étendirent aux environs; sa violence, qui s'était abattue, éclata plus cruellement encore au mois de juillet et août. Les deux camps de Peddapoor et de Bochully, près Madras, en furent atteints; on y perdit plusieurs officiers distingués, et des malades moururent onze heures après l'apparition des premiers symptômes. St-Thomé, Vépéry, Gooty, Arcot, furent assaillis de nouveau par la contagion, qui remonta sur la côte Malabar, jusqu'à Cochin, et pénétra dans l'intérieur jusqu'à Hydrabad et Nagpor. Le 17e régiment, qui se rendait de Mangalore dans la première de ces villes, perdit en route 120 soldats et 250 serviteurs; le premier régiment d'infanterie indigène perdit pareillement, en allant de Nagpor à Hydrabad, 200 soldats et 3 officiers. Le 19e régiment de Madras éprouva une mortalité de 2 officiers et 150 soldats. A la présidence, George Cooper, juge de la cour suprême, fut enlevé après quelques heures de maladie, malgré tous les secours de la médecine.

En suivant les progrès du choléra dans cette irruption, on trouve le fait que nous allons rapporter, avec l'exactitude la plus scrupuleuse, et d'où résulte la preuve manifeste que cette maladie peut être importée, introduite et communiquée par les relations maritimes.

D'après le journal du gouvernement de Madras, en date du 3 août 1829 le vaisseau amiral *le Léander*, qui un mois avant avait mouillé sur la rade de Pondichéry, quand le choléra régnait dans cette ville, fut infecté tout à coup par ce fléau, dont les ravages continuèrent quand il eut remis à la voile pour se rendre à Ceylan, et il avait perdu 10 matelots et 2 officiers lorsqu'il vint jeter l'ancre le 11 juillet dans le port de Trinquemalé. La santé des habitans de cette ville était alors parfaite, et elle se soutint ainsi quelque temps après l'arrivée du *Léander;* mais bientôt le choléra se déclara parmi les personnes que leurs fonctions appelaient à communiquer avec le vaisseau. Le chirurgien de l'hôpital de la marine en fut la première victime; il périt le 14 août, après dix heures de maladie; il en fut ainsi du maître des constructions du port et de plusieurs autres personnes; et aucun doute n'est exprimé dans le récit officiel, sur le fait de l'importation de la maladie à Ceylan par *le Léander* *.

En 1821, le choléra parut sur la côte Coromandel, dès janvier et février; il se montra à Cuddalore, Royacottah, Kulladgi, Durwar, dans le Canara, à Salem, Sankerridrog et Madura; ces dernières villes qu'il atteignit en juin, juillet et août, en furent extrêmement maltraitées, et plusieurs corps de troupes qui les habitaient, éprouvèrent de grandes pertes. En juillet, un seul bataillon de la garnison de Madras se vit enlever

* The disease was carried there by *the Leander. Asiatic journal,* janvier 1821, p. 403, t. 11; avril 1821, etc.

3 officiers et 156 cipayes. Ce qui prouve que l'air atmosphérique n'est point l'agent de la maladie, c'est que, tandis qu'un camp situé à 400 toises de Kulladgi, échappait entièrement aux effets du choléra, la cavalerie de la place les éprouvait sévèrement. La contagion s'étendit en juin à Pondichéry, Belgaum, Badamy, Shapoor et Trichinopoly. A Bellari, elle se propagea peu, mais elle fut presque toujours mortelle pour les troupes et les habitans des villages environnans. A Saint-Thomé, le missionnaire Pierre Druillard en fut attaqué lorsqu'il remplissait son pieux ministère près des malades; il y succomba; cependant, par un nouvel exemple de l'aveuglement des hommes dans ces tristes événemens, les Indous imaginaient qu'une certaine espèce de bière, faite dans le pays, était la cause de la maladie. L'incertitude des remèdes était aussi grande que l'absurdité des idées qu'on se faisait de la nature du mal. Un régiment en marche ayant été forcé, par l'attaque du choléra, de s'arrêter et d'envoyer chercher à Hydrabad de nouvelles voitures pour transporter ses nombreux malades, on essaya de calmer la fureur de la contagion en administrant de la magnésie, dans du lait, à ceux qu'elle avait atteints; aucun d'eux ne survécut; et le camp devint une scène de douleur et de désolation. On re-

courut alors à l'usage de l'eau-de-vie, du calomélas et du laudanum, et l'on considéra comme
un grand succès de sauver sept individus sur
dix.

Le choléra, qui au mois d'avril de l'année précédente avait ravagé la ville de Jaulnah, située
au centre de la péninsule, y reparut en mai 1821,
tua 150 hommes d'une faible garnison, en fit
périr 60 d'un corps de troupes en marche, et
pénétra dans le camp de Venkettagurry; au mois
de juin il infectait Hydrabad et en août la ville
de Nagpore.

En 1822, il se manifesta en janvier à Salem
et à Samulcottah, parmi les troupes indigènes;
il parut à Tutocoreen, près du cap Comorin,
mais quoique plus de 100,000 personnes y fussent rassemblées, pour la pêche annuelle des
perles, on assure qu'il n'attaqua que 443 individus, dont 187 seulement périrent. Il se montra partiellement à Arcot, Wallanjahbad, Sankerridrog, Trichinopoly, Madura et Calicut;
mais il fut plus général en juillet et août, à Cochin, Kalludgi et Vellore. A Madras, il ravagea
la ville noire; un régiment récemment débarqué
perdit 102 hommes, et quand il reçut l'ordre
de sortir du fort Saint-Georges, pour échapper
à la maladie, en entrant dans l'intérieur du pays,
il laissa 68 hommes à l'hôpital. Un navire mouillé

sur la rade n'avait plus que deux marins; tout le reste avait succombé. *Le Williams Fairlie* vit mourir en cinq jours sept hommes de son équipage. « Quand nous nous retirions, pour passer la nuit, dit l'un des officiers de ce navire, nous prenions congé les uns des autres, certains que nous étions de ne plus nous revoir [*]. »

Cependant la maladie ayant moins étendu ses ravages, on se flatta qu'elle allait cesser, et le docteur Scott adopta cette idée consolante ; mais il n'en fut point comme on l'avait espéré. En décembre 1823, le choléra régnait à Bangalore parmi les officiers de la division d'Hydrabad; deux régimens partis pour Kulladgi l'emportèrent avec eux, et dans leur marche perdirent beaucoup de cipayes et de serviteurs. En février la contagion régnait à Chingleput et à Poonamalli ; en mai, elle était à Vépéry et à Saint-Thomé ; en juin, à Cuddalore et Arcot; en août au cap de Tinderanum, et en septembre dans la ville de Madras. Dès le mois de janvier, elle avait éclaté à Trichinopoly.

En 1824, le choléra parcourut les lieux suivans : il éclata en mars à Vellore; en avril à Jaulnah; en mai, à Burrah-Sotanah, Kilpaulk,

---

[*] *Asiatic journal*, t. 15, p. 84.

Saint-Thomé, Wallajahbad, au camp de Baugrecottah, et à Madras. Dans cette dernière ville,
il fut extrêmement meurtrier, et dura jusqu'à la
fin de juin ; parmi les personnes distinguées qu'il
enleva, on cite sir William Francklyn, l'un des
juges de la cour suprême; le docteur White,
premier membre du bureau médical; Edouard
Wood, principal secrétaire du gouvernement, et
beaucoup d'autres fonctionnaires. En septembre,
la maladie se ranima ; elle assaillit l'équipage de
deux bâtimens de guerre, *le Liffry* et *l'Alligator*,
qui étaient stationnés sur la rade ; ses effets furent si terribles que, pour tâcher de les arrêter,
on donna ordre à ces bâtimens de mettre sur-le-
champ à la voile, dans l'espérance que cette
mesure, employée quelquefois contre la fièvre
jaune, aurait un succès semblable à celui qu'on
lui attribue en Amérique à l'égard de cette
dernière maladie.

Il est singulièrement remarquable qu'en 1823,
la propagation de la maladie sembla se ralentir
pendant sa 6ᵉ irruption, à Madras, sans toutefois
rien perdre de sa puissance meurtrière. L'armée,
forte de 11,000 Européens et de 71,000 indigènes, n'éprouva que 1057 cas de choléra, ou un
sur 82 soldats ; mais il mourut 389 malades,
ou beaucoup au delà du tiers de ceux que la
maladie atteignit. En 1824, la mortalité fut bien

plus grande encore, malgré les soins conservateurs qui, sous tous les climats, sont donnés
aux troupes anglaises, et dont la bienfaisance
mérite plus de succès.

Après l'irruption de 1824, commença l'une
de ces intermittences remarquables, qui prouvent que le choléra n'a point ses causes parmi
celles dépendant des localités. La santé publique
demeura parfaite à Madras pendant le cours de
deux ans et demi. Lorsqu'au mois de mars 1827
un camp fut formé pour soumettre le Rajah de
Kolapore, la température s'élevait sous les tentes
au 30° centigrade; et cependant le choléra ne
parut pas. Mais il éclata tout à coup, dans les
premiers jours de juillet, à Jaulnah, Hyderabad,
Husserabad, etc. Le gouverneur de Madras, sir
Thomas Munro, était alors à visiter les provinces sous son autorité. En arrivant à Puttycondah,
village à sept lieues de Gooty, les premiers
symptômes de la maladie se manifestèrent lorsqu'il déjeunait. Il eut un instant de soulagement,
et s'apercevant alors que son secrétaire était
assis près de lui, il lui recommanda de s'éloigner,
et lui dit pour lui faire connaître le danger
auquel son affection l'exposait : Je suis un
homme atteint de l'infection—*I am an infected
man*. Il expira à 10 heures du soir, montrant
ainsi, dans ses derniers momens, dit l'auteur de

la notice sur sa vie, le soin qu'il prenait de l'existence des hommes *.

Le remède qu'on lui administra avait réussi dans un grand nombre de cas. Il était composé ainsi qu'il suit :

Élixir de Daffy, composé en majeure partie de Séné. Esprit aromatique d'ammoniaque. Huile de Girofle ; — de Juniper ; — de Menthe poivrée ; — de Cajeput. Éther nitrique. Mixtion de camphre ou une demi-once de teinture de camphre.

Lorsque les doses répétées n'arrêtaient pas les crampes, on y ajoutait à chaque fois dix gouttes de laudanum, et ensuite six grains de calomélas. On étanchait la soif avec du thé de gingembre. Le docteur Gay attribuait les succès de ce remède à son action puissante sur les organes digestifs et urinaires, qu'une cause mystérieuse affecte, dit-il, primitivement, produisant bientôt la congestion du sang et sa réduction en un fluide aqueux dont l'évacuation est prodigieuse.

En 1828, le choléra ne parut pas, comme on s'y attendait, dans les premiers mois de l'année. Aussitôt on rechercha les causes de cette intermittence, et on l'attribua à une violente

---

* *Asiatic journal*, février 1828.

tempête qui avait abattu les arbres autour de Madras, et ouvert une voie plus vaste à la ventilation. Les soins du Comité de santé, pour entretenir la propreté des lieux publics, furent aussi considérés comme participant à cette influence favorable; mais, au mois d'août, l'apparition de la maladie démentit ces conjectures. Un grand nombre d'Européens en furent atteints; et l'irruption s'étendit à Pallamcottah, à Vépéry, à Walahjabad et à Trichinopoly, où la contagion dura jusqu'au mois de décembre.

En 1829, le choléra ne reparut pas au printemps, dans la ville de Madras, comme on en avait conçu la crainte : mais il éclata, en mars et avril, à Madura, à Verdaputty et à Royapettah.

Si l'on résume les faits déduits dans ce chapitre, on arrive aux résultats suivans :

1°. Le choléra pestilentiel a régné dans la Présidence de Madras, formée en grande partie par la côte Coromandel et le pays à l'orient des Gattes, depuis le printemps de 1818 jusqu'en 1830, excepté pendant les années 1825 et 1826, période pendant laquelle il n'a pas paru.

2°. Pendant les onze années, qu'il a ravagé ce vaste pays, on compte au moins 178 irruptions, dans des villes considérables. Il a envahi :

20 villes sur la côte orientale de la presqu'île,
    du 20 mars 1818 au 1er janvier 1819.
10 villes, de l'est à l'ouest, dans l'intérieur,
    du 15 mai au 14 août.
15 villes, du nord au sud, dans l'intérieur,
    du 25 juillet au 14 août
 8 villes, sur la côte occidentale, du mois de
    septembre à janvier 1819.
____

53 villes.

3°. Il a parcouru sur la côte orientale, 400
        lieues, en 9 mois et demi.
— Dans l'intérieur, de l'est à l'ouest, 330
        lieues, en 5 mois.
— Dans l'intérieur, du nord au sud, 300
        lieues, en 6 mois.
— Sur la côte orientale, 200 lieues, en 4
        mois.

Au total 1230 lieues en deux ans.

3°. Il s'est étendu, dans la presqu'île de l'Inde,
du 8e parallèle au 23e, depuis le cap Comorin
jusqu'aux montagnes de l'Inde centrale, et du
73e méridien au 84e, depuis le golfe de Cambaye
jusqu'à celui du Bengale. L'aire qu'il a parcourue,
dans la Présidence de Madras, n'a pas moins de
20,250 lieues carrées.

4°. Il a régné à Madras sous l'influence d'une
température mensuelle dont les deux termes

moyens extrêmes sont le 24°,89 réaumurien 31°,11 centigr., et le 19° R. — 23°,89 cent.; ce qui donne une différence moyenne du quart du maximum.

5°. Il a éclaté et s'est propagé dans une foule de lieux fort élevés, notamment sur le plateau du Mysore qui est à plus de 900 mètres au dessus du niveau de la mer, à Serigapatam, à Poonah et à Mysore, qui sont à 770 mètres; à Belgaum et Darwar, qui sont à 740, à Bangalore, qui gît à 912 mètres. La ville de Mysore a presque la même élévation que celle de Pontarlier, la plus haute de toutes en France; et le pays qui l'environne est presque deux fois aussi élevé que la plaine de la Bavière et le plateau de la Nouvelle-Castille.

CHAPITRE III.

Irruptions du Choléra pestilentiel dans la Présidence de Bombay, à la Côte Malabar de la Presqu'île de l'Inde.

Les contrées occidentales de l'Inde éprouvèrent, en 1816, une maladie épidémique qui ne peut être confondue avec le choléra pestilentiel, dont elle fut l'avant-coureur ; on l'a caractérisée comme une fièvre remittente d'un type très-violent, produisant quelquefois une teinte jaune foncé de la peau, et le gonflement des glandes des aisselles et des aines, suivi de la suppuration de ces parties. On prétendit que la

mortalité causée par cette sorte de typhus était
plus grande que dans aucune autre épidémie
qu'on eût jamais vu dans l'Inde. Cette maladie
parut d'abord à Kundacoote, ville du Sinde ou
Delta de l'Indus ; elle se répandit ensuite dans la
presqu'île de Guzarate, et à Cutch, vers le golfe
de Cambaye ; elle pénétra dans l'intérieur de la
péninsule indienne, et au mois d'octobre elle
ravagea Delhi, Fattighur, Cawnpore, Allahabad
et jusqu'à Calcutta. On inféra de l'étendue de ses
progrès qu'elle ne provenait point de causes locales ; toutefois elle sembla confinée aux villes,
et leurs faubourgs en furent même respectés; sa
violence fut extrême : elle tua 25 personnes par
jour à Guzarate. A Cawnpore un régiment perdit 10 hommes par 24 heures; un autre corps
compta jusqu'à 1000 malades, dont un nombre
considérable périt le 4ᵉ jour après le commencement de la suppuration des glandes. Cette
maladie parut contagieuse, et le gouvernement
de Bombay jugea nécessaire de prendre des mesures, pour en arrêter la propagation le long de
la côte *.

Au mois d'octobre ce fléau avait cessé ses ravages dans l'occident de la péninsule, et peu de
temps après il avait entièrement disparu par-

---

* *Asiatic journal*, juin et décembre 1817, *Gazette de Bombay.*

tout; mais une calamité bien plus terrible, le choléra pestilentiel, reproduisit bientôt ses effets meurtriers, avec une puissance plus grande et plus durable.

Cette contagion redoutable, qui se montra pour la première fois dans le Delta du Gânges un an après l'extinction du typhus de Guzarate, sortit de la ville de Jessore, au mois d'août 1817, et traversa de l'est à l'ouest la péninsule indienne, tandis qu'elle s'avançait du nord au sud, le long de la côte Coromandel. Elle atteignit, dans les premiers jours d'août 1818, le littoral occidental de la presqu'île ; on la reconnut le 6 de ce mois, à Panwel, village considérable séparé de l'île de Bombay par un bras de mer, que parcourent journellement une multitude d'embarcations ; le 9 suivant, son introduction à Bombay, par un homme venant de Panwel, fut constatée par le docteur Taylor; elle fut presque en même tems portée dans l'île de Salsette, à 7 lieues au nord ; et il fut avéré qu'elle y était venue avec un détachement de troupes parti de Panwel pour escorter un prisonnier.

Ce fut le commencement d'une irruption, qui, renouvelée chaque année dans cette partie de l'Asie, a servi de centre et de point de départ aux lignes itinéraires par lesquelles le choléra s'est avancé jusqu'aux rives du golfe persique, de la Méditerranée, de la Caspienne et même de la mer Baltique.

Dès son entrée dans l'île de Bombay, ce fléau y fit périr du 17 au 31 août, dans un espace de 14 jours, 537 personnes, savoir : 311 hommes et 226 femmes. On observa de la manière la plus certaine qu'il gagnait du terrain et passait d'un village à l'autre, avec les fuyards; il suivit la principale ligne des communications commerciales, pendant la mousson du sud-ouest, et s'avança vers Surate à travers la partie occidentale de l'île de Salsette. A Poonah, il tua 30 à 40 personnes par jour; à Serroor, 20 Européens et 200 indigènes furent enlevés dans une seule journée; Bassein, Bellapoor, Bancoote en furent infectés. A Collapore, on citait sans doute avec quelque exagération le fait que voici : 60 personnes s'étant embarquées dans un bateau pour traverser la rivière, il n'y en eut que 3 qui purent mettre pied à terre sur la rive opposée; les autres ayant péri dans le passage, ou l'excès du mal les ayant mises dans l'impuissance de sortir de l'embarcation. Le gouvernement fit connaître aux indigènes qu'ils devaient réclamer l'assistance médicale, aussitôt qu'ils se sentaient atteints, la prompte intervention des moyens les plus puissans de l'art étant seule capable de les faire échapper à la mort.

De vives et vaines espérances furent données plusieurs fois par les intermittences de l'irruption. La maladie déclina vers la fin de septembre; mais en décembre elle se ranima et enleva de nouvelles victimes.

Au mois de mai 1819, elle éclata de nouveau et envahit tous les lieux qui lui avaient échappé jusqu'alors; des villages entiers furent dépeuplés; et l'on calcula que dans le territoire de la compagnie il avait déjà péri 150,000 habitans, dont 31,000 Européens, ou descendans de leur race. La terreur fut si grande que des flottes chargées de coton furent totalement abandonnées par leurs équipages, qui s'enfuirent pendant la nuit. A Salsette, un homme étranger au village s'y étant réfugié, les habitans l'accusèrent de sorcellerie et d'être la cause de leur malheur, et ils le mirent en pièces. Une enquête judiciaire a prouvé que les meurtriers étaient au nombre de 90.

La multiplicité des occurrences, qui décelaient un germe contagieux, ouvrit enfin les yeux de la population dans divers endroits; il fut prouvé que le mal avait été importé de Rozetrah au village de Phedra, près le camp anglais de Puchan, dans le Kattawar, par une femme de la caste des brames, qui en était atteinte. Deux personnes, qui l'assistèrent dans sa maladie, la suivirent au tombeau; les hommes qui portèrent leurs cadavres et les brûlèrent, furent saisis de la maladie, et l'un d'eux en mourut. Ces exemples montrèrent si évidemment le danger des communications, qu'une femme qui avait visité la malade voulant aller d'un village à un autre, les Indiens l'en empêchèrent, et la firent revenir dans celui d'où elle était partie *.

Le camp de Seroor, le fort Victoria de Bombay, le district de Kaira furent désolés, au mois de juin, par d'affreux ravages du choléra. Plusieurs individus, qui, après avoir échappé à une première attaque, se croyaient à l'abri d'une seconde, furent néanmoins atteints par ce fléau. Les vaisseaux du port se virent envahis par lui. Dix hommes de l'équipage du Malabar furent enlevés, dans le passage de ce vaisseau de guerre de Bombay à Cochin. « On reconnaît, écrivait un témoin oculaire, l'insuffisance de tous les moyens humains pour arrêter cette cruelle maladie; et le fait de son irruption à bord de notre vaisseau, le lendemain du jour qu'il appareilla, détruisit l'espérance qu'on avait mise dans la fraîcheur et la salubrité des brises de mer.» Sa violence fut telle, malgré leur influence salutaire, que les malades périssaient en 6 ou 8 heures. On recourut d'abord à la saignée, dont

* *Bombay Courier*, mai 1819.

on n'obtint aucun bien ; l'opium et le calomélas procurèrent quelques avantages ; on en accompagna l'effet par celui des bains chauds. Le chirurgien du Malabar attribua la mortalité à l'air de la nuit.

Au mois de décembre, le choléra avait envahi toute la côte du Concan ; il régnait à cette époque à Goa, qui gît à son extrémité méridionale sous le 15ᵉ parallèle, et à Rasore près Surate, sous le 21° de lattitude. Dès le mois d'avril, l'autorité comptait, dans la seule ville de Bombay, 15,945 individus qui avaient été infectés de la maladie; et la Commission médicale affirmait que ce nombre était d'un quart ou d'un tiers au dessous de la vérité.

Au printems de 1820, la maladie reparut, avec une nouvelle fureur, à la fin d'avril. Surate et le camp de Mullegaum, ainsi que la ville du même nom, en étaient déjà infectés; les différens quartiers de Bombay, et les villages qui sont voisins de cette grande cité, notamment ceux de Dungari et de Camatty, éprouvèrent simultanément ses ravages. Du 1ᵉʳ mai au 11, elle fit périr dans la ville, 254 hommes, 171 femmes et 55 enfans; en tout, 481 personnes. Du 13 au 19 juin, elle tua 305 personnes, savoir 153 hommes, 129 femmes et 41 enfans. Du 1ᵉʳ au 8 du même mois, la mortalité qu'elle avait causée, n'avait été que de 188 personnes, dont 88 hommes, 83 femmes et 17 enfans. Conséquemment, loin que sa violence diminuât, elle s'augmentait, par redoublemens, même 50 jours après l'invasion.

Les troupes stationnées à Seroor et celles du camp de Jaulnah perdirent plusieurs officiers en quelques heures de maladie. Le 12 septembre le choléra régnait encore à Bombay d'une manière effrayante; il s'endormit pendant la saison froide; mais, au mois de mai 1821, il se ranima et se répandit dans toutes les directions. Le 28, il pénétra dans les casernes du régiment européen, et tua 32 militaires en 60 heures. Sa puissance était telle, dit un témoin oculaire, qu'elle rendait inutile, dans un grand nombre de cas, tous les efforts humains; les remèdes les plus puissans qu'on pouvait imaginer, n'avaient aucune action sur la maladie. Au moment d'en être attaqué, les infortunés qu'elle allait faire périr jouissaient d'une parfaite santé : quelques-uns en étaient atteints à la parade; d'autres, en déjeunant de bon appétit à 8 heures du matin, étaient à 10 heures aux portes de la mort.

Les remèdes employés furent d'abord des saignées copieuses jusqu'à ce que le malade s'évanouît, et ensuite, une vingtaine de grains de calomélas, avec 100 à 120 goutes de laudanum, dans un verre d'eau-de-vie. Quand le remède n'était pas rejeté, on donnait d'heure en heure deux onces d'eau de-vie pure et quatre onces de madère; on y ajoutait un bain brûlant. Ces moyens étaient les seuls sur lesquels l'expérience avait appris à compter; mais souvent le pouls cessait aussitôt l'apparition de la maladie; aucun stimulant ne produisait de réaction, et la mort était certaine quand survenaient d'horribles spasmes, dans les bras, les jambes, les cuisses et les entrailles. Six hommes pouvaient à peine contenir le malade dans cet état *.

Il périt à Bombay 235 personnes, du 23 au 28 mai, savoir : 135 hommes, 78 femmes et 22 enfans. Salsette, Baroda, Poonah, Seroor et Surate furent atteints par la maladie dans le même mois; il y eut ensuite une intermittence, puis une irruption moins meurtrière, en novembre; et enfin l'abaissement de la température donna un répit à la population de ces contrées désolées.

Depuis cette époque, le choléra semble n'avoir pas exercé d'aussi grands ravages dans les territoires qui dépendent de Bombay; cependant il y a manifesté l'existence de son funeste germe à plusieurs reprises.

----

* *Missionnary Register*, mai 1821.

Au mois de mars 1823, il y en eut plusieurs cas dans la ville et à l'hôpital; mais la maladie ne se propagea point, et jeta seulement l'alarme parmi les habitans, qui se disposèrent à fuir. En 1824, elle se montra parmi les artilleurs de Biscullah, au commencement du printemps. En 1825, on pouvait espérer que la contagion serait éteinte par le froid extraordinaire qui eut lieu à Bombay, et qui fit descendre le thermomètre le 2 janvier, dans la forteresse, à deux heures après midi, jusqu'au 18°, 67 cent. de l'échelle réaumurienne —23°,33 centigrade; cependant la nouvelle de l'apparition du choléra dans le port de Bassorah, où sans doute il avait été importé de Bombay, semblait prouver qu'il avait résisté à ce grand abaissement de température; et en effet, on apprit bientôt par les journaux officiels de la présidence, du 29 juin 1825, que la maladie avait reparu à Indore et à Surate, et qu'elle faisait chaque jour une multitude de victimes dans ces deux villes, parmi les Indiens.

Cette irruption dura près de trois mois, dans la ville de Bombay et dans ses environs. L'opinion abandonnée depuis long-temps, que l'air est le medium de la maladie, reprit faveur près de l'administration, qui fit allumer des bûchers dans les lieux infectés, et les fit fumiger avec du vinaigre, du goudron et de la poudre de guerre. Cependant, par l'une de ces inconséquences si communes dans ces temps d'effroi, on forma des hôpitaux particuliers, pour les individus atteints du choléra; ce qui supposait la crainte qu'ils n'en transmissent le germe aux autres malades; on ne s'aperçut point que cette mesure était en contradiction avec la première, qui admettait l'existence d'une infection atmosphérique, dont l'effet nécessaire était de rendre inutile la séparation des malades.

La contagion se répandit, du mois de juin à celui d'octobre, dans la plupart des territoires de la présidence de Bombay. Les troupes stationnées autour de cette ville souffrirent beaucoup, surtout deux régimens arrivés nouvellement d'Europe. La maladie régna dans le camp de Mhow pendant 3o jours, et diminua ensuite; elle dura tout l'été à Kattywar et à Mandavie, parmi les troupes envoyées de Bombay, et dont plusieurs officiers succombèrent. Elle s'avança jusqu'à Cuteh, et dépeupla Damaun; enfin le pays des Marates éprouva, dans toutes ses villes et ses villages, la violence de ses effets, surtout Belgaum et Colapore où 1200 personnes moururent en quatre jours.

L'année suivante, 1826, la contagion reparut dès les premières chaleurs, dans quelques-uns

des lieux qu'elle avait ravagés précédemment.
L'une de ses premières victimes à Amedabad fut
le major Gray, officier distingué, connu par la
prise et la destruction de la ville des pirates du
golfe persique, Russel-Khyma. Dès le mois
d'avril, le choléra fit à Mhow une irruption
violente; les habitans, épouvantés par le nombre
de ceux qu'il faisait périr, résolurent d'aban-
donner leurs demeures; et en effet, partout où
il éclatait, à l'instant la population s'enfuyait
en masse.

En 1828, Bombay vit une nouvelle irruption,
qui fut attribuée, par quelques médecins, au défaut de pluie. Il paraît que le gouverneur, sir
John Malcolm, ne partageait pas cette opinion,
puisqu'il résolut, pour arrêter ses ravages parmi
les troupes, de chercher loin de la ville, dans
les districts nouvellement habités, quelque montagne où les militaires pussent être barraqués
et séquestrés. La maladie atteignit toutes les
classes de la société; et parmi les fonctionnaires
du premier ordre on cite l'avocat-général Brid-
geman, qui mourut quelques heures après l'apparition des premiers symptômes.

Un navire de la compagnie des Indes, *l'Abercrombie-Robinson*, étant parti de Bombay pendant l'irruption, le 10 août, il fut attaqué le

même jour du choléra ; il était encore en vue de
terre, quand un mousse en éprouva l'invasion ;
le 12, la maladie était générale à bord ; en cinq
jours, 38 hommes de l'équipage en furent assaillis ; 24 en moururent, dont 6 en moins de
6 heures, et 13 dans les 12 heures qui suivirent
les premiers indices du mal. Neuf furent jetés à
la mer, dans un seul jour. Tous les moyens médicaux furent employés sans succès ; et les forces
vitales semblèrent complètement détruites dès
le moment de l'invasion. Le temps était beau,
la chaleur modérée, et le navire, ainsi que l'équipage, dans un ordre parfait. Par un aveuglement
fatal, on imagina que l'humidité de l'air devait
être la cause de la maladie ; et en conséquence,
on ferma les sabords, on intercepta toute ventilation, et on accrut la température de l'intérieur
du bâtiment. Ces mesures favorisèrent la propagation du choléra, qui enleva les deux tiers de
ceux qu'il atteignit *.

En 1830, le choléra parut à Poonah et dans
la ville de Jaulnah, dès le mois de janvier, à
une époque inacoutumée ; il enleva beaucoup
de militaires. Il se manifesta à Bombay au mois
d'août, et se répandit dans un grand nombre de
villes et de villages du Concan, à Coluck, à

____

* *Canton Register*, 1821.

Woodepoor, à Demaun. Les habitans continuèrent à fuir leurs maisons, à sa première apparition ; ce qui diminua la mortalité.

Cette série de faits conduit aux résultats suivans :

1° Le choléra pestilentiel, importé du Delta
du Ganges à Bombay en 1818, s'est perpétué
dans cette présidence, depuis cette époque jusqu'en 1830, pendant une période de 14 ans.

2° Il s'est renouvelé chaque année dans la
ville de Bombay ou dans ses environs, et 55
villes ou villages considérables en ont été infectés
pendant cet espace de temps.

3° Il s'est étendu dans tout le territoire de la
présidence, dont la surface est de près de 1500
lieues carrées ; et il s'est propagé au midi, le long
de la côte Malabar, envahissant les établissemens
portugais dont Goa est le chef-lieu.

4° Pour pénétrer sur cette côte, il a franchi les
Gattes, chaîne de montagnes dont la hauteur,
mesurée par Lambton, est de 1700 mètres à 2,250,
ce qui leur donne l'élévation des monts Kra-
packs ou des Pyrénées. Il a passé ces montagnes
avec les voyageurs, par les défilés de Poonah,
de Manantoddi, de Scenda et de Palamcottah,
qui le conduisirent à Calicut et Cannanore, à
Mangalore, à Quilon et à Trivandrum.

5º En y comprenant le territoire portugais, et le district de l'extrémité de la péninsule, appartenant à la présidence de Madras, le choléra parcourut le long de cette côte, une ligne itinéraire de près de 500 lieues.

CHAPITRE IV.

Irruptions du Choléra pestilentiel dans les Parties orientales de l'Asie, les Archipels de l'Océan indien et les Iles de la Mer d'Afrique.

Les irruptions du choléra pestilentiel dans les régions de l'Asie, autres que l'Inde britannique, ne nous sont guères connues que par les grands désastres qu'elles ont causés ; mais on peut juger par l'étendue et la violence de leurs effets qu'elles n'ont point différé de celles dont nous avons rapporté l'histoire. Voici tout ce que des recherches laborieuses ont pu nous apprendre sur les ravages de ce fléau dans les contrées orientales de notre hémisphère.

1°. ARCHIPEL INDIEN.

L'île de Ceylan reçut le germe de la contagion au mois de janvier 1819, par les embarcations qui, traversant journellement le détroit de Manar, communiquent avec la côte de la presqu'île de l'Inde, dont la population était alors infectée. La ville de Colombo semble en avoir reçu l'importation par cette voie; mais ce fut le vaisseau anglais *le Léander* qui l'apporta dans le port de Trinquemalé. Du littoral, la maladie s'étendit dans l'intérieur de l'île, et elle pénétra jusqu'à Kandy, ville située au milieu des montagnes à une grande élévation au dessus de l'Océan.

L'île de Penang, située dans le détroit de Malacca, et devenue depuis quinze ans une colonie anglaise, fut infectée au mois d'octobre 1819, par suite de ses relations journalières avec la presqu'île et la ville de Malacca, où le choléra avait éclaté dès le mois d'août; 800 habitans de Georges-Town, faisant les trois quarts de la population, succombèrent en l'espace de 21 jours La maladie cessa entièrement au mois de janvier. En 1820, son germe se ranima dans l'île de Penang, et fit de nouvelles victimes. Il se développa également dans la nouvelle colonie de Singapore.

La grande île de Sumatra, séparée de la presqu'île de Malacca par le détroit resserré qui porte ce dernier nom, reçut la contagion en même temps que l'île de Penang, au moyen des embarcations nombreuses venant du littoral du continent. Bientôt le choléra se répandit sur toutes ses côtes; il pénétra dans la ville d'Achem, et y régna jusqu'au commencement de l'année suivante. Le roi, pour lui échapper, abandonna sa capitale, et forma un camp à l'embouchure de la rivière; mais la maladie le suivit dans cet asile, et il vit périr autour de lui jusqu'à 60 personnes par jour. Au rapport du capitaine de navire *l'Union*, la mortalité était encore plus grande dans l'intérieur de l'île.

L'île de Java, que sa proximité et ses relations commerciales multipliées semblaient exposer à une irruption immédiate, ne fut cependant atteinte qu'au mois d'avril 1821. La maladie se déclara d'abord à Samarang, où 900 habitans périrent en sept jours; elle se propagea ensuite le long de la côte, tuant jusqu'à 100 personnes par vingt-quatre heures, dans le district de Bantam. Une table de mortalité, publiée dans les papiers hollandais, évalue les décès du littoral

seulement, le 1ᵉʳ juin, à 525 habitans; le 8,
à 1107; le 15, à 958; le 22, à 947; le 29,
à 1001; le 31, à 679. On porte la perte de la
ville de Batavia, dans cette irruption, à 17,000
habitans, et celle de l'île entière à 102,000. Le
choléra s'assoupit, en juillet, dans les ports;
mais il s'étendit aux districts du centre de Java,
et régna même dans les montagnes malgré leur
élévation. Les villes les plus maltraitées furent,
après Batavia et Samarang, Sourabaya, où les
malades périssaient en quelques heures, Joanna,
Kandal, Japara, Madura et Damak. Plusieurs fonctionnaires hollandais abandonnèrent leur poste,
par crainte de la contagion, et le gouverneur
fut obligé d'en destituer un certain nombre, afin
d'empêcher les autres de s'enfuir des lieux infectés. Il paraît que de nouvelles irruptions ont
envahi l'île de Java pendant les années suivantes; car, en 1826, on attribuait aux effets
du choléra l'affaiblissement des troupes hollandaises, chargées de défendre, contre les in-
surgés, les établissemens maritimes de cette
île.

L'île de Bornéo, la troisième des îles de la
Sonde, fut assaillie pareillement en 1821 par le
choléra pestilentiel. Toute la garnison hollan-
daise de Pontianah en fut attaquée, et le résident, qui heureusement lui échappa, fut la seule

personne à laquelle fut laissé le pouvoir d'administrer des remèdes aux autres *.

L'Archipel des Moluques ne fut point préservé du choléra, par sa position reculée, à l'extrémité de l'Océan indien ; ses rapports fréquens avec Java, qui était alors infectée, lui communiquèrent la contagion. Amboine en éprouva les ravages au printemps de 1823, et il paraît qu'en 1825 les troupes hollandaises en ont beaucoup souffert dans les expéditions qu'elles ont faites à Macassar, dans l'île de Célèbes.

Les Philippines furent envahies dès 1820 par le choléra. Jusqu'alors ce fléau était demeuré inconnu aux habitans de cet Archipel. Le docteur Macléod, médecin du vaisseau anglais *l'Alceste*, qui visita Manille au mois de février 1817, porte témoignage que l'état sanitaire des Philippines était parfaitement satisfaisant. Il dit même que les médecins du pays se plaiguirent à lui de ce qu'il n'y avait point dans ces îles *d'enfermadades regnantes*, telles que la fièvre jaune à la Havanne et à la Vera-Crux.

Cette heureuse immunité cessa vers la fin de septembre, précisément après les arrivages des navires qui avaient profité de la mousson pour venir du Bengale, alors infecté par le choléra. La

* *Account of the court of Borneo.* London, 1828.

mortalité que la maladie produisit tout à coup à
Manille jeta la terreur parmi les habitans. Les
Européens et les Chinois furent accusés par la
populace de l'avoir livr.e à ce fléau, qu'elle re-
gardait comme l'effet de leurs opérations magiques; et un grand nombre d'entre eux furent
massacrés, dans un soulèvement qui menaça ces
colonies de leur ruine totale. Le naturaliste
Godefroy, dont les collections de reptiles et d'insectes avaient principalement accrédité ces idées
superstitieuses, fut l'une de leurs premières victimes. Les Espagnols, quoiqu'ils fussent en force,
ne firent rien pour sauver les malheureux pour-
suivis par cette population égarée, tant ils étaient
eux-mêmes frappés d'effroi. Cette terreur de la
maladie agit pareillement sur l'équipage du bâtiment anglais le Dauntlesse, mouillé alors devant
Manille, et dont le capitaine fut forcé d'appareil-
ler sans avoir rien tenté pour secourir les Européens, qu'il voyait égorger sur le rivage *. On
porte à plus de 15,000 le nombre des habitans
de la capitale des Philippines qui périrent dans
la première quinzaine d'octobre. Persuadés que
le choléra se propageait par contagion, les capitaines des navires du commerce interdirent toute
communication avec la terre, et cette mesure
leur réussit complètement.

* *Madras gouv. Gazette.* Feb. 1ˢ 1821.

La même mesure fut adoptée avec le même succès par le gouverneur de la ville de Cavité, port situé dans la partie méridionale de la vaste baie de Manille. Au mois de décembre la mortalité diminua sur le littoral, mais elle s'étendit dans les provinces de l'intérieur et réduisit considérablement leur population. Il y a lieu de croire que le germe du choléra s'est perpétué dans les Philippines, comme au Bengale, par une série de reproductions annuelles, car depuis la première irruption plusieurs bâtimens relâchés dans ces îles y ont trouvé cette terrible maladie. Par exemple, en janvier 1822, la frégate française la *la Cléopâtre*, ayant mouillé devant Manille, huit jours après l'équipage, qui était arrivé exempt de toute maladie, fut attaqué par le choléra; le nombre des marins qui en furent atteints, s'éleva à 32, dont 7 succombèrent. Les progrès du mal ne s'arrêtèrent que parce que la frégate s'éloigna promptement de cette dangereuse relâche.

En 1830 une irruption meurtrière du choléra a désolé de nouveau l'archipel des Philippines.

2°. ASIE ORIENTALE.

Dès 1817, peu de mois après sa première apparition dans le Delta du Ganges, le choléra se répandit par les communications maritimes le

long des côtes orientales du golfe du Bengale,
au delà des bouches du grand fleuve Bouram-
pouter. En 1819 il pénétra dans les provinces
de l'ancien royaume d'Arracan, et gagnant de
proche en proche il passa dans la presqu'île de
Malacca; il s'introduisit dans la ville qui en porte
le nom et y fit périr en peu de jours plus de 400
personnes. En 1820 son germe se ranima dans
cette cité populeuse et il en décima, de nouveau,
les habitans.

Le royaume de Siam, situé au nord de la presqu'île, fut ravagé dans la même année par une
irruption encore plus meurtrière. Sa capitale,
Bankok, perdit 40,000 habitans. Le peuple at-
tribuant cette maladie à l'influence d'un mauvais
génie qui, sous la forme d'un poisson, avait cherché un refuge dans les eaux du golfe, le souverain fit célébrer sur la côte une grande solennité
religieuse, dont l'objet était une sorte d'exorcisme contre cet être malfaisant; mais la réunion d'une immense multitude donna une occasion à la maladie de se propager et de
redoubler de furie; et des témoins oculaires
affirment que 7,000 personnes restèrent mortes
sur la place de l'assemblée.

Un autre événement montra combien est
funeste ce rapprochement d'un grand nombre
d'hommes, lorsqu'un germe pestilentiel existe

dans le pays. Vingt-six mille ouvriers ayant été rassemblés en 1823, pour ouvrir un canal de navigation entre Saigon, capitale de la Cochinchine, et le royaume voisin de Cambodge, le choléra attaqua cette troupe de travailleurs et en fit périr 7,000 ou presqu'un tiers.

La guerre contre l'empire birman ayant multiplié les communications entre le Bengale et les pays au delà du Ganges, la contagion s'introduisit à la suite des troupes et des mouvemens maritimes. En 1823 elle pénétra à Assam, avec un détachement dont elle moissonna les officiers ; elle ne cessa qu'au bout de cinq mois, et sa terminaison parut extraordinaire, car la population éprouvait alors une disette et une inondation désastreuse.

Lorsqu'en 1823 le choléra exerça d'affreux ravages dans l'empire birman, la cour suprême d'Ava prescrivit comme un spécifique infaillible contre ce démon destructeur, que les habitans porteraient le titre de l'héritier présomptif du trône écrit sur un morceau de papier passé dans le trou du lobe de leurs oreilles. Ce moyen préservatif n'ayant pas réussi, on eut recours, comme à Siam, à l'influence du bruit, qui, dans l'esprit des peuples, habitant les régions au delà du Ganges, éloigne le principe des contagions ou ceux qui peuvent les communiquer. En conséquence il y eut des salves d'artillerie et de mousqueterie, accompagnées d'un concert inimaginable de toute espèce de sons produits par des tambours, des cloches, des trompettes, etc. En 1824 l'expédition contre Rangoun, l'une des principales villes des Birmans, eut beaucoup à souffrir des attaques du choléra. Le capitaine du vaisseau *le Windsor-Castle* et le major Yates furent du nombre de ses victimes en 1825; et il fallut adopter la mesure de laisser séquestrées, à bord des bâtimens remontant l'Iraouaddy, les troupes dont la présence à terre n'était pas absolument indispensable. Les navires qui venaient de Calcutta étaient parfois infectés au point de perdre, avant d'arriver, une partie de leurs équipages. En 1822 le bâtiment de la compagnie *le sir David Scott*, sorti du Ganges, fut désemparé par la maladie avant d'arriver à Penang; il perdit dans sa courte traversée 14 marins et 1 officier.

A Arracan, en 1825, la contagion redoubla d'activité au mois d'août, principalement à Chittagong et parmi les Mugs. On se félicitait comme d'un bonheur que les hôpitaux ne renfermassent qu'un sixième de l'armée anglaise.

Les vastes contrées maritimes du Cambodge et du Tonquin ayant été atteintes du choléra par leurs relations avec la Cochinchine, qui leur est intermédiaire, bientôt les rapports qu'ont eux-mêmes ces deux pays avec les provinces méridionales de la Chine y introduisirent le germe de cette maladie. Pendant l'automne de 1820, les habitans du port de Canton succombaient par milliers à ce terrible fléau, qui, depuis cette première irruption, semble s'être reproduit chaque année dans quelques-unes des régions de l'empire chinois. En 1823 le navire portugais *le Carmo*, perdit, dans sa traversée de Macao à Calcutta, 28 marins de son équipage; et la persuasion qu'il apportait la contagion régnant à la Chine, jeta l'alarme parmi les équipages des bâtimens mouillés dans le Ganges. Cette terreur fut bientôt justifiée, car on apprit qu'au commencement de l'été le choléra avait envahi la ville de Macao, et qu'il exerçait d'affreux ravages dans les provinces de l'intérieur. Il régnait en 1823 à Nankin et à Pékin capitale de la Chine. La mortalité était si grande dans cette dernière ville que, le peuple ayant épuisé les moyens d'enterrer les morts, il fallut que le trésor impérial y pourvût.

Des lettres de Irkoutzk, ville de la Russie Asiatique, située sur le lac Baïkal par le 52ᵉ degré de latitude, attribuaient en 1825 aux ravages du choléra dans la partie septentrionale de la Chine, la diminution soudaine du commerce russe dans le grand marché de Kiachta, et les pertes faites récemment par les négocians des deux empires, ainsi que le mauvais succès de la célèbre foire de Nijni-Novogorod. Les progrès du mal se sont accrus depuis prodigieusement. Une lettre du directeur des douanes russes de Kiachta, en date du 27 avril 1827, annonce que le choléra a pénétré au delà de la grande muraille dans la Tartarie Chinoise, et qu'il a enlevé en partie la population de la ville Kuku-Choton, située par le 42° degré de latitude sur le bord du Cobi ou grand désert de Shamo. Au mois de mai suivant le gouverneur de la Sibérie orientale eut une conférence avec le commandant de la frontière chinoise, à l'effet de se concerter avec lui sur le moyen d'arrêter la contagion; mais il n'en put rien obtenir, celui-ci prétendant qu'on ne peut s'opposer aux effets de la fatalité, que l'empereur seul a ce pouvoir, et que d'ailleurs la mortalité causée par la maladie procure l'avantage de laisser vacantes un grand nombre de places et de dignités.

Tandis que le choléra s'avance ainsi vers les hautes latitudes de l'Asie, par ses progrès dans les régions orientales de ce continent, il s'en approche encore par un autre chemin, celui que suivent les caravanes de l'Indoustan, en se dirigeant sur Balk, Samarkand et Boukara, par les contrées de Lahore, Cashgar et Caboul.

Au mois de juin 1827, ce fléau se répandit parmi les habitans de la ville de Lahore, qui depuis long-temps en était menacée. Le peuple chercha à l'arrêter par des actes de dévotion et de charité : mais le Maharaja Runjeet Sing jugea mieux des effets de la maladie; il s'éloigna sur-le-champ de la ville, traversa la rivière de Rari et campa près des jardins de Kuttel-Khan : mesures par lesquelles il se préserva, ainsi que toute sa suite, des effets meurtriers du choléra qui, d'après le *Delhi Akbars* du mois d'août, avait déjà fait périr 30,000 personnes dans la ville de Lahore et ses environs. Au milieu de septembre l'irruption n'avait point encore cessé.

3ᵘ ILES DE LA MER D'AFRIQUE.

A la fin de novembre 1819, la frégate anglaise *la Topaze*, venant de Calcutta où régnait le choléra pestilentiel, vint jeter l'ancre au Port-Louis, qui est la ville principale de l'île de France. Quoiqu'elle eût perdu plusieurs hommes par cette maladie pendant sa traversée, et qu'elle eût encore des malades à bord, le capitaine ne se soumit point aux règlemens sanitaires; il descendit aussitôt à terre, ainsi que ses officiers et une partie de son équipage; et le gouverneur eut la faiblesse de ne pas s'y opposer. Bientôt le

choléra se répandit dans la ville. L'opinion générale fut qu'il avait été introduit par les marins de *la Topaze*, et qu'il se propageait par
contagion ; mais un comité formé de médecins
anglais et français fut d'avis qu'il n'en était point
ainsi. Il fonda cette opposition sur ce que «la maladie attaquait des classes différentes de la population qui n'avaient rien de commun que l'air
qu'elles respiraient, d'où il s'ensuivait que sa
cause devait exister dans l'atmosphère. » Ce comité déclara en même temps qu'il n'était point
douteux qu'on ne pût promptement et certainement guérir la maladie au moyen de remèdes,
qu'il indiqua, et dont il suffit de quelques jours
d'expérience pour rendre l'inutilité manifeste
et l'impuissance évidente. Dans un rapport du
23 novembre, ces mêmes médecins reconnurent
que jamais ils n'avaient observé, ni à l'île de France
ni ailleurs, de maladies ayant les mêmes caractères; ce qui établissait, d'après leur propre aveu,
qu'ils en jugeaient avec la plus complète igno-
rance. Cette infatuation eut les suites les plus
funestes. Le choléra, protégé par la faiblesse de
l'autorité et par l'ineptie du Conseil sanitaire,
fit de rapides et effrayans progrès. Il y eut des
jours où il enleva, dans la ville, cinquante-deux
habitans, et pourtant il n'y restait que ceux qui
n'avaient pu s'enfuir dans les campagnes. Sa vio-

lence était si grande, que les personnes qu'il
atteignait, étaient prises de coliques convulsives,
au milieu des rues, et qu'elles tombaient mortes
presque à l'instant même de l'invasion.

La maladie, portée hors de la ville, par les
fuyards, ne tarda pas à éclater dans les habitations voisines, celles dont les relations avec le Port-
Louis étaient les plus multipliées; elle s'étendit
ensuite aux autres parties de l'île : mais quelques endroits, dont les communications avaient
été interceptées dès le commencement de l'irruption, échappèrent entièrement à ses effets.
Telle fut notamment l'habitation de M. Chamaret de Chozal, l'une des plus considérables de
la colonie, et dont aucun habitant ne fut frappé
par la contagion, attendu les mesures de séquestration que prit le propriétaire, et qu'il fit exécuter strictement.

On s'accorde, à l'île de France, à élever jusqu'à 20,000 personnes le nombre des victimes
de la contagion; et une lettre qu'un témoin oculaire, M. Crombleholm, m'écrivit sur ce triste
sujet, porte à ce nombre la mortalité. Cependant sir Robert Farquhard, l'ancien gouverneur
de la colonie, ne l'a évaluée devant le Parlement
britannique qu'à 7,000 personnes; ce qui donne,
pour les six semaines que dura l'irruption, un
peu moins d'un décès sur 12 individus, au lieu

de 1 sur 5, comme l'estime l'opinion commune.

Pendant ce désastre, ainsi que dans tous ceux de même genre, les absurdités les plus grandes furent répandues et accréditées. On assura que la maladie tirait son origine de l'importation de barils de poissons corrompus; on l'attribua dans un acte public au riz provenant de Java et de Madagascar; et l'on recommanda l'usage exclusif du riz du Bengale, qui précisément était alors considéré dans l'Inde comme produisant ce même fléau. On avança qu'il y avait eu deux cas de choléra-morbus, au mois de septembre, avant l'arrivée de *la Topaze;* ce qui tendait à établir que l'incurie coupable de l'administration locale n'était point cause de ces calamités, et que la maladie était née spontanément et s'était propagée sans contagion. Pourtant, quand le gouvernement colonial expédia le vaisseau *le Bainbridge* en Angleterre pour y porter la nouvelle de ce funeste événement, il lui prescrivit les mêmes mesures que s'il eût pu introduire la contagion dans les ports de la métropole. L'ordre exprès lui fut donné de n'avoir aucune communication avec les côtes de la Grande-Bretagne, jusqu'à ce qu'on eût vérifié qu'il n'en pouvait résulter aucun danger. Un ordre du Conseil de l'amirauté d'Angleterre, adressé à tous les commissaires des douanes, leur enjoignit de porter une attention particulière à l'examen de tout navire venant de l'île de France, ou seulement y ayant touché; leur prescrivant de faire sur-le-champ un rapport au Conseil, dans l'événement où quelque apparence de maladie ou de contagion existerait à bord de ces navires.

C'est pareillement dans la persuasion que le choléra qui ravageait l'île de France se propageait par les communications, que le baron Milius, gouverneur de notre colonie de Bourbon, interrompit, dès le commencement de décembre, les relations de cette île avec celle infectée par cette maladie. La Gazette officielle de Madras, du 8 juin 1820, loue cette conduite, et nous révèle comment la contagion fut introduite, malgré les mesures sages et sévères qu'on avait prises. Ce fut, dit-elle, par les communications qu'eut un bateau de la côte avec le navire *le Pic-Var*, parti de l'île de France, le 7 janvier 1820, que le choléra, qui y régnait encore, fut importée à Bourbon. Le 14 la maladie fut reconnue dans la ville de Saint-Denis; aussitôt une partie des habitans l'évacua; un lazaret y fut établi, et deux chaînes de postes en fermèrent les issues, afin d'empêcher la propagation de la contagion dans les campagnes. Le succès de ces précautions les justifia pleinement.

Le choléra n'atteignit que 256 personnes, savoir : 33 blancs, 8 affranchis et 215 nègres ; il en fit périr sur ce nombre, 178, ou 2 sur 3. Pour les Européens, la mortalité fut d'un peu plus de moitié ; et pour les nègres et les gens de couleur, d'environ les trois quarts.

Ainsi, par la différence seule de la conduite de l'autorité, dans deux colonies voisines l'une de l'autre, et n'offrant aucune diversité dans l'action des agens physiques, ni dans les chances favorables à la propagation de la contagion, l'île de France perdit un habitant sur 12, d'après l'aveu du gouvernement, ou même un sur 4 1/2, si l'on en croit l'opinion publique, tandis qu'à l'île de Bourbon la mortalité fut limitée, par la prudence et la sagesse du gouverneur, à un individu sur 1500.

En résumant ces faits, on trouve établis les résultats suivans :

1°. Le choléra pestilentiel s'est propagé depuis 1818, dans les immenses régions de l'Asie orientale, comprises entre le 10ᵉ parallèle méridional et le 40ᵉ septentrional, et les 90ᵉ et 126ᵉ méridiens.

2°. Il a été porté par les communications du commerce maritime, à Malacca et dans la presqu'île de ce nom, à 500 lieues du Delta du

Ganges, d'où il sortit primitivement ; à Achem , à 400 lieues de Calcutta ; à Banka , à 600 lieues ; à Java et à Bornéo , à 800 lieues ; à Manille des Philippines, et à Amboine des Moluques, à plus de 1200 lieues, et à Macao et Canton , sur le littoral méridional de la Chine, à une distance non moins grande. Il a même été importé de Calcutta aux îles de France et de Bourbon, sous le tropique du Capricorne, à plus de 1500 lieues de son point de départ.

3°. Il a pénétré dans l'intérieur de ces vastes régions , par des lignes itinéraires partant des ports où les relations commerciales l'avaient introduit ; il a surtout remonté les fleuves qui servent à ces communications ; il a suivi, dans un espace de 130 lieues, le cours de l'Irraouaddy , dans l'empire birman. Le Menan lui a servi pour entrer dans le royaume de Siam , et le Cambodge pour arriver au pays de Laos. Le grand système de navigation intérieure de la Chine lui a permis de se propager très-rapidement parmi les peuples qui couvrent cet immense empire.

4°. Par ces moyens, il a traversé en deux ans et demi, l'espace de 400 lieues qui sépare Macao et Canton, dans la Chine méridionale, de la province de Pékin au nord de cet empire, où il régnait en 1823, sous la même latitude que la Sardaigne et Madrid.

5°, Cette suite d'irruptions simultanées ou successives lui ont permis d'embrasser un prodigieux espace, dont les points extrêmes dans l'Asie orientale sont à 1300 lieues de distance du nord au sud, et à près de 1000 lieues de l'est à l'ouest.

CHAPITRE V.

Irruptions du Choléra pestilentiel en Arabie, en Mésopotamie, en Syrie et en Perse.

LES irruptions du choléra pestilentiel dans ces contrées n'ont point encore eu d'historiens; et les détails que nous allons en donner sont entièrement puisés dans des documens officiels inédits.

1°. ARABIE.

La ville populeuse de Bombay, située sur la côte occidentale de la péninsule indienne, était autrefois l'un des grands entrepôts du commerce de l'Orient; mais après la paix de 1815, la prospérité toujours croissante de Calcutta menaça d'éclipser totalement la sienne, et l'obligea à chercher de nouveaux débouchés à ses exportations. Les événemens qui devaient les lui donner ne tardèrent pas à naître. L'iman de Mascate, secouru, dans une position désespérée, par les forces anglaises, devint l'allié et pour ainsi dire le vassal de la Grande-Bretagne. En offrant à ses navires un port sur la côte de l'Arabie, presqu'en face de Bombay, et à l'entrée du golfe persique, il leur donna d'heureuses facilités pour pénétrer dans cette mer. Mais des pirates féroces et redoutables, qui s'en étaient rendus maîtres, empêchaient depuis plusieurs siècles qu'on pût mettre à profit les communications ouvertes par cette méditerranée avec les provinces méridionales de la Perse, ainsi qu'avec l'ancienne Mésopotamie. Une expédition militaire, conduite avec autant d'habileté que de courage, détruisit la ville de ces barbares et les prames de guerre qui formaient leur flottille. Un établissement militaire fut formé dans l'île de Kischmé, qui commande le détroit d'Ormus; des reconnaissances navales applanirent les difficultés, qui depuis les premiers voyages des Portugais, faisaient considérer la navigation du golfe comme hérissée de dangers; les bâtimens anglais voguèrent sur la

mer Persique avec la même sécurité que dans
le canal d'Irlande; et au rapport de William
Heude, dès le commencement de 1818, les relations commerciales entre Bombay et les ports du
golfe, employaient déjà 7,000 tonneaux; ce qui
supposait de 100 à 120 navires, manœuvrés par
un millier de matelots. Il y avait en outre 730
grands navires du pays, qui faisaient le cabotage
de la côte occidentale de la presqu'île indienne,
et qui s'en éloignaient souvent pour aller jusqu'à
Mascate.

On conçoit maintenant, par cet ensemble de
circonstances, comment le choléra pestilentiel,
qui ravageait la côte Malabar depuis 1818, trouvant des chances favorables à ses progrès dans
ces relations commerciales multipliées chaque
année, parvint enfin, en 1821, à traverser le
golfe de Guzarate avec les navires anglais, et à
surgir avec eux d'abord à l'entrée du golfe Persique et bientôt sur tout son littoral intérieur.
Dès le mois de mars, il régnait sur une vaste
étendue de la présidence de Bombay : à Baroda,
à Poonah, à Caranja, à Seroor. On ne sait point
quelles occurrences lui firent traverser les 300
lieues de mer qu'il lui fallait franchir pour atteindre la péninsule Arabique. Toutefois, Mascate, qui est situé à son extrémité, et qui est le
port le plus fréquenté par les caboteurs de Bom-

bay, vit éclater la maladie, au mois de juillet, parmi ses habitans. L'iman lui-même évalua la mortalité qu'elle causa à 10,000 personnes. Là, comme ailleurs, cette calamité fit naître une multitude d'erreurs et d'idées superstitieuses. Les Arabes ayant été frappés les premiers, les Indous prétendirent que c'était une punition divine, un juste châtiment du crime de manger de la chair de vache; mais bientôt eux-mêmes furent atteints de la contagion, qui assaillit toutes les classes d'habitans indistinctement. Le nombre des morts devint si grand qu'il ne fut plus possible d'enterrer les cadavres, et qu'on les jetait à la mer. Afin que les vagues ne les rapportassent pas sur le rivage, on les conduisait au large; et il paraît que l'idée de la transmission du mal, par la proximité des corps de ses victimes, s'était accréditée parmi les Arabes, puisque, pour ne point les laisser sur leurs navires, au milieu d'eux, ils les traînaient à la remorque. Le bâtiment anglais *le Kent*, mouillé devant la ville, fut témoin de ces étranges funérailles.

Le choléra parut presque aussitôt dans les îles d'Ormus et de Kischmé, à l'ouverture du golfe Persique, et sur le passage des navires qui entrent dans cette Méditerranée. Il enleva plusieurs officiers et nombre de soldats de la garnison anglaise, qui occupait la dernière de ces îles, et les officiers de santé furent les premiers qui périrent.

Au mois d'août, il avait pénétré dans l'intérieur du golfe, et faisait de grands ravages, le long des côtes de l'Arabie, qui s'étendent dans sa partie méridionale, surtout à l'île de Bahreim, où la pêche des perles rassemblait une population considérable. Le vaisseau anglais *le Liverpool* fut témoin de la mortalité qu'éprouvaient les Arabes, dans cette partie de la Péninsule ; son équipage fut atteint lui-même par la maladie, et perdit plusieurs matelots, trois officiers, et le chirurgien, qui les avait traités.

Mais pour s'étendre avec plus de rapidité, il fallait que la contagion s'introduisît dans quelques-unes de ces villes maritimes, qu'une position favorable rend l'entrepôt du commerce et le point central des caravanes, qui tiennent lieu de roulage, de canaux et de chemins de fer, dans les contrées de l'Orient. Telles sont Bassorah, qui lui ouvrit la Mésopotamie, et Bender-Abouschir, qui, par ses communications avec les provinces de l'intérieur de la Perse, lui permit de pénétrer jusqu'aux extrémités de ce vaste royaume.

2°. PERSE.

A l'entrée du golfe Persique, vis-à-vis la petite

île d'Ormus, est le port de Bender-Abouschir, désigné souvent par les noms divers de Gomron, Kosroom et Buschire. C'est le marché principal où s'opèrent les transactions de la Perse avec l'Inde Britannique, et surtout avec Bombay. Le choléra, qui régnait en 1821, dans cette ville populeuse depuis le commencement du mois de mars, et qui déjà avait été importé dans les deux îles d'Ormus et de Kischmé, s'introduisit, au milieu de juin, parmi les habitans de Bender-Abouschir, et en peu de temps il en fit périr le sixième. Ses progrès répandirent une si grande consternation que les bazars furent fermés, les maisons abandonnées, les cadavres laissés sans sépulture, et que la population, échappée aux premières atteintes du mal, chercha son salut dans la fuite. Cette irruption dura plus de deux mois. Au commencement de septembre, elle avait cessé totalement, sans qu'on pût attribuer son terme à quelque variation atmosphérique, par exemple à la diminution de la chaleur, puisque alors la maladie s'avançait au nord, à travers l'intérieur du pays, et déployait, dans ses progrès, une violence encore plus grande que celle qu'elle avait montrée sur le littoral.

Schiraz, qui est à cent lieues de Bender-Abouschir, mais en communication perpétuelle avec ce port, vit éclater la maladie au milieu de

septembre. L'une des premières familles qu'elle
attaqua, fut celle du prince royal de Perse, alors
gouverneur de la ville. Le 6, l'une de ses femmes,
et plusieurs esclaves géorgiens en furent victimes ; et, dans l'espace de vingt-quatre heures, il
perdit sa mère, l'un de ses enfans, et d'autres
personnes de son harem. Le 17, il fit sortir de
la ville le reste de sa famille, et il l'abandonna
lui-même. Ce fut le signal d'une anarchie af-
freuse : tout ordre, toute autorité cessa aussitôt.
On estima que dans les neuf premiers jours de
l'irruption il périt 4,500 personnes, et que dans
le court espace de 16 à 18 jours, qui fut la période de ses plus grands ravages, il mourut
6,000 habitans sur 35,000. Les Arméniens furent, dit-on, épargnés ; mais une triste preuve
que ce n'était point par quelque immunité résultant de la différence des races, c'est que, le
5 octobre, lorsque l'irruption semblait finie, le
consul anglais Rich fut enlevé aux sciences, qui
mettaient un grand espoir dans ses investigations laborieuses et persévérantes.

Les Persans, dit le voyageur Fraser, qui était
alors à Schiraz avec une mission anglaise,
avaient remarqué que le choléra passe d'un lieu
à un autre ; ils prévoyaient son arrivée, et s'ef-
forçaient de la prévenir par le même moyen que
les Siamois et les Birmans. Par exemple à Cau-

seron et à Schiraz, ils crurent fermement que le bruit de leurs canons le détournerait dans sa marche et l'empêcherait d'entrer dans ces villes; et ils ne furent pas désabusés par le défaut de succès de leurs efforts *.

En continuant de se diriger au nord, le choléra atteignit la ville d'Yerd, entre Schiraz et Ispahan ; il enleva le 5ᵉ de sa population, qui était de 25,000 habitans, et il parut vers la fin de l'automne dans l'ancienne capitale de la Perse, à deux cents lieues du port de Bender-Abouschir, qu'il avait envahie six mois auparavant. Il s'éteignit très-promptement, ce qui fut attribué généralement aux effets du froid survenu aux approches de l'hiver.

Au printemps de 1822, il se développa de nouveau au centre de la Perse, et gagna lentement, à travers ses provinces mal peuplées, d'un côté la ville de Kermanschah, à 80 lieues au nord-ouest d'Ispahan, et de l'autre les régions septentrionales, vers lesquelles se dirigent les caravanes les plus nombreuses. Il désola, dans son passage, les villes de Cachan, Koms, Carbin et Tauris, suivant constamment la ligne des communications commerciales entre les provinces du midi où débarquent les marchandises

---

* Fraser. Narrative of a journey into Khorasan. 1825.

de l'Inde et celles du nord, où siége le gouvernement, et qui possèdent la population la plus
condensée. De Tauris, où il fit d'assez grands
ravages, il s'étendit vers l'Arménie, et envahit
successivement Khog, Erivan, Kars, Erzéroum,
et une foule de villes secondaires.

Au mois de juillet, le prince royal de Perse,
Abbas-Mirza, ayant attaqué l'armée turque, la
força de se retirer dans Erzéroum; mais le lendemain de sa victoire le choléra, qui quelques
jours avant avait éclaté parmi ses troupes, et
qui jusqu'alors n'avait enlevé que 6 à 12 soldats
par vingt-quatre heures, redoubla tout à coup
de violence, et en fit périr 2000 dans une seule
marche. L'armée, épouvantée, battit précipi-
tamment en retraite vers Bizied, et se dispersa
malgré le prince et ses ministres, qui restèrent
seuls, et furent forcés de se retirer à Khoé, où
la suspension des hostilités fut convenue à la suite
d'une négociation. Un voyageur anglais, qui était
à Tauris quand le prince fut obligé d'y retourner,
rapporte que la maladie y faisait de terribles
ravages, et enlevait 30 à 40 personnes par jour.
Cependant, ajoute-t-il, la perte n'excéda peut-
être pas un vingtième de la population; ce qui
était bien inférieur à la mortalité de Schiraz *.

---

* Overland route through Persia, etc.

Un témoin oculaire évalue à 4,800 le nombre des habitans de Tauris, qui périrent pendant les vingt-cinq jours que dura l'irruption. Il ajoute que presque toutes les villes de l'Azerbijan subirent une mortalité semblable *.

Au mois de juin 1823, Tauris ayant éprouvé une mortalité extraordinaire, les habitans l'attribuèrent à une nouvelle irruption du choléra ; et aussitôt le prince héréditaire, ses ministres, ses femmes, et tous les gens riches ou aisés, sortirent de la ville ; les bazars furent fermés comme dans les calamités les plus terribles, et des lettres officielles portèrent à 60 personnes le nombre journalier des morts. Mais on déclara que la maladie était seulement une fièvre causée par l'excès de la chaleur, et que le choléra n'y avait aucune part.

Cependant cette contagion continua de renaître en divers endroits du nord de la Perse, et de dévaster les lieux qu'elle n'avait pas visités l'année précédente. Elle remonta le Khour jusqu'à son confluent avec l'Araxe, et s'étendit sur le littoral de la mer Caspienne. Dans la province de Chirvan, elle éclata au vieux Schoumachi, et tua 40 personnes en quatre jours, sur une population de 6,000 âmes. Elle se manifesta pa-

---

* Letter of Tebriz. *Asiatic journal*, feb. 1823.

reillement dans le Ghilan, aux pêcheries de Saillan, sur le territoire russe, et fit périr 3o habitans dans une ville qui n'en a pas plus de 2,000 *.

Cette irruption fut peu meurtrière ; mais en conduisant le choléra sur les bords de la mer Caspienne, elle lui fit faire des progrès menaçans pour l'Europe. On verra bientôt comment les communications commerciales des provinces maritimes de la Perse et de la Russie portèrent le germe de la contagion à travers cette Méditerranée et l'introduisirent à Astrakhan, dès l'automne de 1823.

En traversant la Perse du sud au nord, le choléra pestilentiel s'approcha à moins de 40 lieues de Téhéran, qui est la résidence du shah ; et il est vraisemblable que les caravanes l'y auraient introduit, comme dans toutes les villes situées sur leur route ; mais, sur l'avis du docteur Martinengo, un ordre royal leur défendit d'approcher de la ville qui échappa, par ce moyen, à l'irruption dont elle était menacée.

On verra dans l'historique des désastres éprouvés, en 1830, par les provinces de l'empire russe, comment la contagion y fut introduite par leurs

---

* Lettre de M. Gamba, septembre 1823. Réponse au programme du Conseil supérieur de santé.

relations avec la Perse, qui en fut désolée de nouveau à cette époque.

3°. SYRIE ET MÉSOPOTAMIE.

Lorsqu'en 1821 les navires de Bombay introduisirent le choléra pestilentiel à Bender-Abouschir et à Bahreim, sur les deux côtes opposées du golfe Persique, ils importèrent presque simultanément cette même maladie à Bassorah, ville de la Mésopotamie, située à 14 lieues de la mer, mais communiquant avec elle par l'Euphrate et un canal navigable pour les bâtimens de 150 tonneaux. En onze jours la maladie y moissonna de 15 à 18,000 personnes, c'est-à-dire du quart au tiers de la population, qu'on évalue habituellement à 60,000 habitans.

Le nombre et l'étendue des relations commerciales de ce port, d'où partent toutes les marchandises de l'Inde destinées pour l'empire ottoman, firent naître de cette irruption une foule de calamités. Le germe de la contagion fut porté à Bagdad par les caravanes, les voyageurs isolés, ou les flottilles de bateaux qui remontent le Tigre; il se développa avec une si grande violence, qu'au rapport du docteur Meunier, le tiers de la population succomba ; ce médecin pense que l'excès de la chaleur et le défaut de toute ventilation favorisèrent les ravages de ce fléau ; mais il est d'opinion que, la maladie n'attaquant que les personnes qui s'étaient approchées des individus infectés, ne se répandait que par contagion et non par une cause atmosphérique, comme les épidémies ordinaires.

Tous les environs furent infectés ; et une armée persane, qui marchait sur Bagdad, fut obligée de se retirer devant cet ennemi plus formidable pour elle que les Turcs. La maladie qu'elle fuyait la suivit dans sa retraite et fit périr, au mois de novembre, le prince qui la commandait ; elle passa de son camp dans la ville de Kermanschah, dont il était gouverneur, et s'introduisit ainsi dans les provinces occidentales de la Perse, tandis qu'en pénétrant par celles du midi, elle arrivait d'un autre côté jusqu'au centre de ce vaste empire.

En s'éloignant de Bagdad dans une direction diamétralement opposée, le choléra remonta l'Euphrate jusqu'à Annah, ville située à 100 lieues de Bassorah, à l'entrée du désert qui sépare la Mésopotamie de la Syrie. Il ne franchit point cet obstacle avec les caravanes ; et, la saison froide étant survenue, il sembla céder à sa puissance, et disparut jusqu'au printemps de 1822. Mais alors il reparut inopinément entre le Tigre et l'Euphrate, et s'avança de nouveau vers la Syrie, en prenant une direction différente de celle qu'il avait suivie l'année précédente. Au mois de juillet il ravagea Moussol, qui gît à 60 lieues au nord de Bagdad. De ce point il s'étendit à l'occident par les villes de Merdine, Diarbékir, Orfa, Biri et Antab, où il franchit les frontières de la Syrie. Ce fut au commencement de novembre qu'il éclata dans Alep, que l'on considérait, avant le désastre de son tremblement de terre, comme la troisième cité de l'empire ottoman. Sa durée fut de 50 jours; cependant il n'y en eut que trois marqués par une grande mortalité; les Turcs perdirent alors jusqu'à 300 individus dans 24 heures. Il paraît qu'ensuite la violence du mal s'abattit tout à coup, puisqu'on ne compta pas dans cette irruption une perte de plus de 2000 personnes.

Le froid de l'automne mit un terme à la contagion; mais la chaleur du printemps lui permit de renaître ou plutôt de se ranimer dans les lieux où son germe avait été porté. Le 10 juin 1823 elle se manifesta à Lataquié, et le 20 du même mois à Antioche. La première de ces villes, qui est l'ancienne Laodicée, gît à 30 lieues d'Alep, sur la côte de la Syrie; et le choléra pestilentiel, en atteignant ce port, s'y établit en face des rivages de l'Europe, à 1500 lieues de son point de départ du Bengale, et en contact immédiat avec les équipages de nos bâtimens de guerre et de commerce, ainsi qu'avec les marchandises débarquées moins de 15 jours après dans nos entrepôts de la Méditerranée.

En suivant la côte la maladie envahit Tortose, Tripoli, et l'ancienne Séleucie, appelée maintenant Suédié. Quoique la mortalité n'ait pas été très-considérable dans ces lieux, on peut juger par le fait suivant du degré de violence de l'irruption. Le consul anglais, M. Barker, homme éclairé et respectable, faisait travailler à la moisson une vingtaine de paysans de Suédié, tous robustes, vigoureux et à la fleur de l'âge. Le 9 juillet à midi, lorsque nul indice n'annonçait la maladie, l'un d'eux en fut attaqué soudainement et au même instant les autres jetèrent un cri, pour exprimer qu'ils ressentaient des douleurs atroces dans l'estomac. Des vomissemens et un flux d'entrailles commencèrent aussitôt et continuèrent jusqu'à ce que ces malheureux fussent, au bout de trois heures, entièrement épuisés. La plupart succombèrent avant le coucher du soleil, et aucun d'eux ne vit le jour suivant *.

Pendant que la maladie exerçait ces ravages, il régnait sur la côte de Syrie des vents d'ouest

---

* Lettre de M. le consul général de Lesseps. Mémoire de M. Angelin.

venant de la mer et dont la violence se faisait sentir jusqu'à 36 lieues dans l'intérieur du pays. Il paraît que leur action n'eut point d'influence sur l'intensité des symptômes, mais il y a lieu de croire qu'elle diminua la propagation du principe contagieux.

Le thermomètre observé à Suédié par M. Barker, pendant onze jours, n'indiqua point une chaleur excédant à midi le 24° degré de l'échelle réaumurienne; ce qui est inférieur à la température estivale des provinces méridionales de la France.

A Tripoli, ville battue par les vents du large, il n'y eut que 31 personnes qui, sur une population de 15,000, furent atteintes par le choléra; mais à Antioche et à Gesre-el-Chours, qui gisent dans des bas-fonds, mal aérés, la contagion dura 30 jours et fit d'affreux ravages. Ceux qui en étaient atteints périssaient presque tous, deux heures après que les vomissemens avaient commencés. Les habitans des lieux voisins, ou situés dans la ligne des communications d'une ville à l'autre, en furent frappés également, notamment les villages populeux qui sont entre Antioche, Tortose, Lataquié et Alep. A la fin de juillet la maladie s'avança dans la direction de la Caramanie, par Sarkin, à l'embouchure de l'Oronte, Arsous, Khan-Karamout et le golfe d'A-

lexandrette. Elle ne fut point arrêtée par les hautes montagnes de Beylam, et elle parvint avec les
fuyards jusqu'aux villes d'Adena et de Tarsous,
qui lui ouvraient l'entrée de l'Anatolie. Au moment où elle s'approchait d'Alexandrette, un navire français y complétait un chargement; l'a-
gent consulaire se hâta de l'expédier et chercha
lui-même à se soustraire à ce fléau, en se reti-
rant vers le Cydnus.

Pendant ce temps, la contagion remontait la
vallée de l'Oronte et prolongeait le pied du
Mont-Liban jusqu'à Mésérib, menaçant d'envahir la Palestine et de profiter des communications maritimes de Saint-Jean-d'Acre, pour
s'introduire en Égypte. Elle parcourut simultanément une autre ligne itinéraire dirigée aussi
vers le sud, mais à une plus grande distance dans
l'intérieur de la Syrie. Cette ligne est celle des
caravanes d'Antioche qui se rendent à Damas en
traversant les villes de Famieh, Hamah et Homs.
Le froid de l'automne l'empêcha de gagner dans
ces lieux les quartiers éloignés des points infectés immédiatement par son importation; et Damas en fut même préservé. Toutefois le bourg
de Damir, situé à peu de distance, en éprouva
violemment les ravages; et la mortalité de ses
habitans jeta l'épouvante et la consternation
dans la résidence du pacha.

La maladie était alors parvenue à 45 lieues d'Alep, où son germe avait été porté l'année précédente; elle s'étendit encore plus loin; et dans l'hiver de 1824 elle parut à Tibériade, en Judée, à 25 lieues au nord de Jérusalem; ses effets y furent extrêmement meurtriers, malgré l'abaissement de la température que produisait la saison avancée.

Ainsi, pendant l'année 1823, dans une période qui n'excède pas sept mois, le choléra pestilentiel se propagea en Syrie, de proche en proche, depuis la Caramanie jusqu'à la Judée, dans un espace de plus de cent lieues. Il suivit dans sa marche meurtrière des directions souvent opposées, et pour la première fois, on le vit envahir un pays, en s'avançant par deux lignes itinéraires presque parallèles, l'une prolongeant la côte de la Méditerranée, depuis Tripoli jusqu'à Tarsous, et l'autre s'étendant au delà des montagnes, dans l'intérieur des provinces syriennes.

Au terme de cette grande irruption, il menaça l'Europe de s'approcher d'elle par différentes routes qui alors lui étaient ouvertes. Maître de la plupart des villes maritimes de la Syrie, il pouvait arriver directement dans nos ports avec leurs provenances; il pouvait passer de Lataquié ou d'Alexandrette dans l'île de Chypre, qui n'en est qu'à trente lieues, et qui communiquait

journellement avec les endroits infectés; il pouvait pénétrer par la Caramanie, dans l'Asie Mi-
neure, et gagner le port de Smyrne, d'où il n'eût
pas tardé à se répandre dans toute la Grèce. Enfin, en s'établissant en Judée et dans la province
de Damas, il était en contact avec l'Égypte, et
pouvait envahir ce pays, que le commerce lie à
l'Europe, par des transactions tellement nombreuses, qu'à peine pouvait-on espérer le repousser de nos rivages, partout et avec un succès constant.

Dans cet état de choses, et au moment où le
pacha d'Égypte, résolvant d'adopter nos institu-
tions sanitaires, consultait le gouvernement
français sur les moyens propres à délivrer de la
peste le pays qu'il régit, le Conseil supérieur de
santé crut que c'était répondre au vœu de ce
prince que d'éveiller sa vigilance sur le nouveau
fléau qui menaçait ses frontières. Il adopta le
rapport que nous lui fîmes le 26 juin 1824, sur
les mesures qui pouvaient préserver l'Égypte de
l'irruption du choléra pestilentiel de Syrie. Ces
mesures, recommandées au pacha par la haute
approbation dont elles furent revêtues, reçurent une prompte et sévère exécution, et pré-
vinrent l'union fatale de la peste de l'Inde et de
celle du Levant, dans la vallée du Nil.

Cette heureuse expérience, et non moins encore le succès obtenu à Téhéran par le souverain de la Perse, qui a préservé de la contagion cette résidence, en défendant aux caravanes de s'en approcher, prouvent que, même dans les contrées de l'Orient, le choléra pestilentiel n'est point une calamité inévitable, et que, à l'exemple du monarque de la Perse et du vice-roi d'Égypte, les gouvernemens des provinces de l'empire ottoman peuvent en garantir les contrées qu'ils régissent.

Il suffit, pour y réussir, du petit nombre de mesures simples et faciles adoptées par l'Égypte : interrompre jusqu'à la fin de novembre toute communication avec les lieux infectés ; soumettre les navires qui en proviennent à une quarantaine au mouillage, avec évent des marchandises ; prendre les mêmes précautions pour les caravanes ; faire camper pendant vingt jours celles qui ont été atteintes de la contagion ; détruire les vêtemens des individus infectés ; à défaut d'un système sanitaire régulier, et dans la nécessité de pourvoir inopinément à des occurrences pressantes, au milieu d'une population dont les idées sur les maladies contagieuses sont confuses ou erronées, considérer que les moyens de désinfection les moins incertains sont dans l'ordre de leur puissance : le froid, le temps, le vent, l'immersion dans les acides ou peut-être

l'emploi des chlorures; et que les seules précautions préservatrices des individus sont la fuite
ou la séquestration.

Cette longue série de faits donne les résultats
suivans :

1°. Le choléra a ravagé la Perse pendant cinq
irruptions, de 1821 à 1830, et s'est étendu à
la plupart des provinces de cet empire.

2°. Introduit dans les ports du golfe Persique
par leurs relations avec Bombay, il a traversé le
territoire persan, du sud au nord, dans une
étendue de 300 lieues.

3°. Il a suivi particulièrement les routes des
caravanes, et a ramifié, comme elles, ses lignes
itinéraires, en surgissant dans les provinces septentrionales où sa propagation a été favorisée
par le commerce, la guerre et une population
plus condensée.

4°. Dans cette partie, Tauris a été son point
de départ pour Érivan et Kars, à une distance
de cinquante lieues, et Erzéroum à près de
cent.

5°. De Schiraz à Ispahan, il a parcouru, dans
un espace de quatre-vingts lieues, un pays calcaire, sec, déboisé et très-élevé. (*Fraser.*)

6°. Il a gagné les lieux habités des montagnes

de l'Arménie et les demeures des religieux, sur les hautes pentes du mont Ararat.

7°. Il a suivi, dans ses progrès, les relations établies nouvellement entre Bombay et les ports de Mascate, Bahreim, Ormus et Bassorah.

8°. C'est par cette dernière ville qu'il a pénétré, en 1821, dans l'Irac-Arabi, remontant l'Euphrate et le Tigre, avec les barques de ces fleuves, de Bassorah à Bagdad, dans un espace de cent lieues.

9°. De Bagdad, il s'est étendu, par les caravanes, à Kermanshah, sur la frontière de Perse, à quatre-vingts lieues; à Hannah, sur l'Euphrate, à soixante-quinze lieues; et à Moussol, dans le Curdistan, à soixante-dix lieues.

10°. Parti, en 1822, de cette dernière ville, il a traversé le Diarbékir, de l'est à l'ouest, dans une ligne de près de deux cents lieues, et il est arrivé à Alep, en Syrie, à une vingtaine de lieues des bords de la Méditerranée.

11°. Il a parcouru, en 1822 et 1823, dans les pachaliks de Syrie, une double ligne itinéraire, dirigée du nord vers le sud, le long du littoral jusqu'à Tripoli, et dans l'intérieur, au delà du mont Liban, jusqu'à Damas.

12°. Dans la Mésopotamie et la Syrie, il a ravagé vingt-huit villes principales. En Syrie, il a

embrassé un espace dont les points extrêmes
sont à cent vingt-cinq lieues l'un de l'autre.

13°. Dans ces contrées, il a désolé une foule
de lieux, qui gisent dans le voisinage ou au milieu
de déserts pierreux et sablonneux, et sous l'influence d'une atmosphère privée d'humidité.

14°. Du golfe Persique à la Méditerranée, il a
traversé, de 1821 à 1823, un espace de plus de
quatre cents lieues, qu'il a parcouru de station
en station, avec les caravanes, les pélerins et
les voyageurs.

15°. Il n'est connu que depuis 1821 dans tous
ces pays, et l'époque de son apparition a coïncidé avec celle de l'introduction du commerce
anglais dans le golfe Persique, ou autrement
avec les premières relations établies entre le littoral de cette mer et la ville de Bombay, alors
infectée par la maladie.

16°. Dans chacun de ces pays, il a paru d'a-
bord dans les parties les plus rapprochées du
golfe Persique, et il s'est propagé dans leur intérieur par une suite d'irruptions échelonnées,
dont la direction a constamment été celle des
communications les plus fréquentées.

17°. Et enfin son importation d'un endroit à
un autre a été reconnue comme notoire et manifeste par les habitans de la Perse septentrio-

nale ; et M. le consul anglais à Tauris porte témoignage qu'il a été communiqué, en 1830, à la population des villages situés dans les montagnes autour de cette ville, par les habitans qui s'en étaient enfuis, et qui importèrent avec eux l'infection.

CHAPITRE VI.

————

Irruptions du Choléra pestilentiel en Russie.

La Russie semblait être, de tous les pays de l'ancien monde, le moins exposé aux irruptions du choléra pestilentiel. Ses provinces d'Europe les moins éloignées du Delta du Ganges, où cette maladie parut primitivement, en sont à 1200 lieues en ligne directe, et à plus de 2000 en suivant la voie des communications ordinaires. Son gisement sous les hautes latitudes restreint la saison chaude entre d'étroites limites, et donne au froid, pendant l'hiver, une extrême intensité; ce qui a le double effet de diminuer la durée et la violence des contagions exotiques dont la condition d'existence est une température élevée. Ses relations commerciales ne s'étendent point aux régions tropicales, ni même aux contrées de l'Orient, d'où proviennent toujours les maladies pestilentielles importées en Europe. Enfin, sa population, disséminée sur d'immenses surfaces, et dix fois moindre en densité que les habitans de la Belgique ou de la Lombardie, est celle de tout le continent qui laisse le moins de facilités à la propagation des maladies contagieuses.

Et cependant, tel est le hasard des événemens et l'incertitude des choses humaines que ce sont les provinces de l'empire russe qui les premières ont éprouvé les redoutables atteintes du choléra oriental, et que c'est par elles que ce redoutable fléau a commencé l'invasion des contrées de l'Europe.

Déjà, dans son cours rapide et désastreux, cette contagion formidable de l'Asie s'était avancée trois fois vers notre continent, par des voies différentes et éloignées. Importée du Bengale aux îles de France et de Bourbon, elle menaça en 1819, de suivre la route des communications avec l'Inde, et d'arriver par l'Océan avec les nombreux navires qui surgissent dans nos ports et dans ceux de la Grande-Bretagne. Ce malheur fut prévenu par de sages mesures prises à l'île de Bourbon et au cap de Bonne-Espérance, et secondées par celles de l'amirauté d'Angleterre. En 1821, les relations commerciales nouvellement établies entre Bombay et les ports du golfe Persique, introduisirent le choléra dans la ville de Bassorah ; il remonta l'Euphrate, traversa la Mésopotamie avec les caravanes, et parut en Syrie. Là, cédant au froid de l'hiver, mais reparaissant au printemps avec la même violence, il décima pendant trois ans la population. Il envahit la plupart des villes situées sur la Méditerranée, et se trouva face à face avec l'Europe. Il cessa inopinément en 1823, avant d'avoir pu gagner l'Egypte, dont le vice-roi avait pris contre son irruption toutes les mesures que nous lui avions indiquées. Mais, lorsque, en 1821, le choléra fut importé de Bombay dans les ports du golfe Persique, il s'était propagé dans l'intérieur de la Perse. Il s'avança du sud au nord, à travers ce vaste pays, et parvint en 1823 sur les bords de la mer Caspienne. Il se trouva encore cette fois vis-à-vis des rivages de l'Europe, et il ne tarda pas à s'y établir. Il éclata, au mois de septembre, parmi les habitans de la ville populeuse et commerçante d'As-

trakhan, située près des embouchures du Volga.
Ce fut la flottille russe qui en fut d'abord attaquée, et cette circonstance fait connaître qu'il
provenait sans doute des communications des
équipages avec quelques-uns des ports persans
de la Caspienne, qui en étaient alors infectés.
La maladie débuta d'une manière alarmante ;
le 11, vingt-quatre personnes en furent assaillies ; il en périt 12 en l'espace de 9 à 26 heures,
après les premiers symptômes de l'invasion. Le
chirurgien-major de l'un des vaisseaux tomba
malade à trois heures du matin ; à midi il expira.
Mais, des mesures promptes et sévères bornérent les progrès de la contagion, qui cessa ses
ravages vers le milieu d'octobre, six semaines
tout au plus après son apparition. On ne
compta que 216 personnes qui en furent atteintes. Sur ce nombre, malgré tous les efforts
de la science médicale, et une judicieuse application des moyens curatifs indiqués par le docteur Jamieson, de Calcutta, 144 succombérent ; ce qui, dans cette première irruption,
borna les chances de salut à l'effrayante proportion d'un sur 3.

Aussitôt que le gouvernement russe apprit
l'apparition du choléra pestilentiel à Astrakhan,
il fit partir en toute hâte, pour cette ville, six
médecins distingués, qu'il chargea d'observer ce

redoutable fléau, et d'en arrêter les progrès. Leur rapport établit d'une manière incontestable l'identité du choléra d'Astrakhan et de celui du Bengale; et il prouve par la description de ses symptômes, que ses effets ne sont ni moins violens ni moins meurtriers sur les bords du Volga que sur ceux du Ganges. Il montre toutefois que la puissance de sa propagation fut beaucoup moins grande dans cette irruption, laissant incertain s'il faut l'attribuer à l'affaiblissement de son principe, ou bien aux obstacles qu'il rencontra dans les mesures sanitaires. La Commission n'osa point décider, dans son rapport, si la maladie devait son développement à un état particulier de l'atmosphère, ou si elle avait été importée d'un endroit éloigné; mais elle adopta toutes les précautions employées contre les contagions exotiques; et elle exprima l'opinion qu'il était à redouter que le choléra ne reparût dans la saison chaude, et qu'il n'envahît les provinces méridionales de l'empire russe, ainsi que les autres contrées du midi de l'Europe.

La sagesse de ces mesures étouffa le germe de la maladie; mais la Russie, ne se confiant point entièrement dans le succès qu'elle en avait obtenu, se prépara par d'autres moyens à l'événement d'une irruption nouvelle, que sa vigi-

lance n'aurait pu prévenir. Le général Yermo-
loff, gouverneur de la Georgie, envoya un
habile médecin en Perse pour observer le choléra pestilentiel, et l'effet des remèdes que l'art
oppose à son invasion. Une commission sanitaire
fut formée à Pétersbourg, et chargée de faire
des recherches sur cette contagion. Le gouvernement russe demanda à la France les informations qu'elle pouvait lui donner pour repousser
cette grande calamité; et par une décision du
Conseil supérieur de santé, qu'approuva le ministre de l'intérieur, il lui fut officiellement transmis, au commencement de 1824, un rapport
fait au Conseil par M. Moreau de Jonnès, sur les
caractères, les moyens curatifs et hygiéniques,
la marche et les progrès du choléra-morbus dans
l'Inde et en Syrie. A ce document fut joint un
programme donné par le conseil, et contenant
une série de questions sur les phénomènes de la
maladie qu'enveloppait encore une fâcheuse
obscurité. Les réponses à ces questions ne sont
point parvenues en France.

Cette irruption, la première du choléra oriental sur le territoire européen, éveilla la sollici-
tude du Conseil. Le rapport spécial dont cette
irruption fut l'objet, et qui fut transmis en Russie par le gouvernement français, signala la nature de la maladie et les dangers dont elle me-

naçait les populations limitrophes des contrées
de l'Asie où son germe se perpétue. Ces prévisions ne furent que trop justifiées par les événemens.

Vers la fin de 1828, des lettres de Kazan an-
noncèrent que le choléra oriental avait éclaté à
Orenbourg, ville située à la limite de la Russie
d'Europe, et qui est l'entrepôt du commerce
avec les régions de la Haute-Asie. Le froid assoupit la maladie; mais elle reparut en 1829, étendit
davantage ses progrès, fit des victimes dans toutes les classes de la population; et sa propagation
dans plusieurs villages autour d'Orenbourg, et
dans les forteresses de Rassyphaya et d'Iselsk,
rendit nécessaire de prendre des mesures sévères
pour borner ses effets et tâcher d'étouffer son
germe. L'époque de ses irruptions coïncidant
avec celle de l'arrivée des caravanes, on ne
douta point qu'il n'eût été importé par elles;
et le gouvernement russe ordonna que les
hommes, les animaux et les marchandises seraient soumis, à leur arrivée à la frontière,
aux épreuves sanitaires en usage contre la
peste d'Orient, dans les lazarets de la Méditerranée.

C'est sans doute un phénomène qui n'avait
point encore d'exemples, que celui de la transmission d'une maladie contagieuse, par des

communications à travers des déserts immenses
et après un voyage de trente à quarante jours.
Les caravanes de l'Égypte n'ont point introduit
la peste dans les régions centrales de l'Afrique,
au delà du Sahara, et l'Arabie n'en a point été
infectée par les bandes immenses de pélerins
qui se rendent à la Mecque, et dont une grande
partie proviennent des contrées où elle est endémique. Mais le choléra semble se propager
par des lois qui rendent plus facile son importation à de vastes distances. C'est par les caravanes qu'il a passé dans la Mésopotamie sur le
littoral de la Syrie et des bords du golfe Persique sur ceux de la Caspienne; et c'est très-vrai-
semblablement par la même voie qu'il a été
importé à Orenbourg, qui, depuis 1813, reçoit
annuellement des caravanes venant de Kiachta
ou de Boukara, et qui parfois sont formées de
trois à quatre mille chameaux et d'autant d'hommes.* Ces caravanes transportent à travers les
steppes de la Boukarie, les marchandises de la
Chine, du Tibet, du Caboul et de l'Indoustan,
pays envahis depuis douze à quatorze ans, par
le choléra pestilentiel.

---

* La caravane partie de Troïtsk, pour la Boukarie, le 18 novembre
1828, était formée de 2,667 chameaux chargés de marchandises esti-
mées 393,054 roubles.

Tandis que ce fléau s'introduisait par les communications commerciales de la Haute-Asie dans les provinces de la Russie, situées au nord de la Caspienne, il s'approchait par une autre voie de celles situées au midi et à l'occident de cette mer; et il se frayait un chemin qui devait le conduire jusqu'au centre de l'empire.

Lorsqu'en 1821 les relations des ports du golfe Persique avec Bombay livrèrent la Perse aux ravages du choléra, la cour de Téhéran suspendit toutes les communications de cette capitale avec les lieux infectés, et elle parvint à la préserver. En 1829, une sécurité fatale fit négliger les mesures qui avaient obtenu ce succès, et il paraît qu'au mois d'octobre la maladie existait dans cette capitale. Le froid l'endormit pendant l'hiver; mais elle reparut vers le milieu de juin 1830, et s'étendit dans la province de Mazenderan, le long du littoral de la mer Caspienne. Elle envahit les villes d'Amal et de Recht, qui ont l'une 40,000 et l'autre 60 à 80,000 habitans; elle enleva une partie de la population de Zinzili, et pénétra de nouveau jusqu'à Tauris, comme en 1822. Dans cette ville, qui est le séjour du prince Abbas Mirza, héritier du trône de Perse, elle fit les plus terribles ravages; et une lettre du consul d'Angleterre, en date du 26 août, estime à 6,000 personnes, la mortalité qu'elle produisit en l'espace de vingt jours.

Bientôt, se communiquant de village en village, elle franchit la frontière russe, passa l'Araxe, et entra dans la nouvelle Géorgie, tandis que, en suivant la côte, elle se propageait dans toutes les villes situées sur la mer Caspienne, à Astara, à Salian, à Bakou, à Kouban et dans une multitude de lieux en deçà du Caucase. Elle traversa cette haute chaîne de montagnes, par les deux seuls chemins qui permettent de la passer : celui qui prolonge le rivage par les villes de Derbent et de Tarkou, et celui ouvert au centre de la chaîne et connu sous le nom de Portes Caspiennes. Il fallut bien reconnaître qu'elle avait parcouru cette double voie, puisqu'elle se montra successivement sur chaque point, en deçà et ensuite au delà des défilés, dans les lieux de passage et de station des voyageurs, qui sans doute avaient dû l'apporter avec eux ou à leur suite.

En remontant la rivière de Kour, elle s'avança dans l'intérieur du pays, vers le pied des montagnes ; et elle porta ses ravages dans les provinces de Gandja et de Chemaki. On comptait le 2 août qu'elle y avait atteint 4,555 personnes, dont 1665 ou plus d'un tiers avaient succombé. Le 8 du même mois ou même le 27 juillet, elle éclata à Téflis, au milieu d'une population considérable. On la méconnut d'abord, ce qui lui permit de se propager, et de tuer en une seule semaine, du 11 au 18, 258 habitans. L'effroi public fit recourir aux cérémonies religieuses, aux processions ; et comme il en advient toujours, la réunion et le contact d'une grande multitude favorisèrent les progrès du mal. Sur 30,000 habitans, réduits à 8,000 par les émigrations, il en périt en vingt-huit jours 2,500, ou presque un sur 3. La maladie commença à décliner le 23 septembre, après cinquante-six jours de durée ; elle atteignit dans le gouvernement de Téflis 2,222 personnes ; 1575 succombèrent. Ainsi huit sur onze furent frappés de mort.

L'élévation du sol au dessus du niveau de la mer n'arrêta point et même ne ralentit pas les progrès du choléra, qui parvint dans les plus hauts lieux habités sur les versans méridionaux du Caucase. La petite ville d'Akalsike, près des sources du Kour, et celle de Tzhet, sur l'un de ses affluens, éprouvèrent l'une et l'autre ses effets meurtriers ; leurs communications par les défilés des Portes Caspiennes, avec les villes situées sur le Térek, au delà des montagnes, lui

firent franchir la chaîne immense du Caucase,
comme, dans la presqu'île de l'Inde, il avait franchi celle des Gates. Il paraît que de Tzhet, au
confluent du Kour et de l'Arganwa, il s'éleva sur
les pentes supérieures, par Kaituar, Kobi, Kasbeg,
et descendit à leurs revers par les deux rives du
Térek, ravageant les villes de Modosk, Szerdrin
et Kislar. Il avait alors passé du gouvernement
de la Nouvelle-Géorgie dans celui du Caucase,
qui appartient au territoire de la Russie européenne, et dont Astrakhan est la capitale.

Cette grande ville, qui possède plus de trente
mille habitans, agroupement d'hommes extraordinaire dans l'empire russe, ne pouvait échapper à l'invasion de la maladie qui s'avançait vers
elle, le long du littoral de la mer Caspienne, après
avoir désolé une étendue de côtes de près de
deux cents lieues. On avait cru d'abord qu'il
s'était introduit dans sa population avec les
fuyards des campagnes; mais des rapports parvenus au Conseil médical de Pétersbourg, et dont
les faits sont consignés dans un document du 10
janvier 1831, font connaître que la contagion fut
importée à Astrakhan, par un brick venant de
Bakou, ville du Schirvan, située sur la côte occidentale de la mer Caspienne, et infectée dès le
mois de juin. Ce brick, qui entra le 20 juillet
dans le Volga, avait perdu huit hommes de son

équipage dans un voyage de cent lieues. La contagion, qui sans doute existait depuis plusieurs
jours, cachée dans la ville, fut signalée le 31. Le
10 août elle avait atteint déjà 1229 habitans,
dont 433 ou plus d'un tiers avaient péri; le
gouverneur avait été des premières victimes.
Quinze jours après, cette perte était décuplée.
On comptait le 27 que les décès s'élevaient à
4,043 habitans dans Astrakhan, et à 21,468
dans la province dont elle est le chef-lieu.

La contagion avait alors pour se propager la
voie du Volga, qui est la grande communication
intérieure de l'empire russe, le fleuve qui tra-
verse ses principales villes, et qui arrose ses
provinces les plus peuplées. La rapidité de ses
progrès à travers ces pays immenses, est un
phénomène étrange et terrible; elle envahit :

Saratof, le 12 août, à 80 lieues d'Astrakhan;

Penza, le 29, à 50 lieues de Saratof;

Samara et·Simbirsk, le 3 septembre, à 70 et
à 80 lieues de Saratof;

Kazan, le 9 septembre, à 40 lieues de Simbirsk.

Dans une autre direction, elle se communiquait de Penza, où elle éclatait le 29 août :

A Tambof, qui en est à 60 lieues;

A Woronetz, qui est à 20 lieues de Tambof.

Et par la double route de ces deux villes,

qu'elle infectait dans les premiers jours de septembre, elle s'approchait de Moscou, où ses
premiers symptômes furent reconnus le 26 du
même mois. Elle avait mis 15 à 20 jours à parcourir une centaine de lieues aux approches de
la capitale; et il ne s'était pas écoulé deux mois
depuis son irruption à Astrakhan, qui en est
à 320 lieues.

Mais un nouveau foyer lui permit de hâter son
développement dans les provinces du centre de
l'empire. Elle se manifesta à Nijni-Novogorod,
le 27 août, immédiatement après la foire, qui avait
dû, croyons-nous, commencer le 16, et réunir
peut-être cent mille marchands. On ignore si le
germe de la maladie fut apporté d'Orenbourg,
avec les schals, les fourrures de l'Asie qui, l'année précédente, avaient infecté la population de
ce grand entrepôt commercial, ou bien s'il y
fut communiqué par les individus ou les marchandises venant de Saratof, ville qui, quinze
jours auparavant, en éprouvait déjà les funestes
effets.

Quoi qu'il en soit, le choléra, partant de ce
nouveau centre d'activité, continua de remon-
ter le Volga, et s'étendit surtout dans les gouvernemens de sa rive gauche. Le 3 septembre il
était à Kostroma, à 70 lieues de Nijni-Novogorod;
et quelques jours après il ravageait Iaroslaf,

et successivement Vologda, Wladimir, Muron, Susdal, ainsi que beaucoup d'autres villes rapprochées plus ou moins de Moscou. Il semble que Twer, qui est à 40 lieues de cette cité, n'en fut atteint que postérieurement par suite de sa communication avec elle.

La contagion suivit encore une autre grande ligne itinéraire. On sait que le Volga et le Don se rapprochent en suivant des directions opposées, et qu'ils ne sont séparés que par un intervalle de quelques lieues à Douskaïa, dans le pays des Cosaques. Ce lieu est le point central des communications entre la mer Caspienne où se jette le premier de ces fleuves, et la mer d'Azof, où le second a son embouchure. Le choléra, en remontant le Volga, se propagea par ces voies commerciales sur les deux rives du Don, et il envahit ainsi les provinces méridionales de l'empire, le littoral de la mer Noire, et les ports que visitent annuellement de nombreux navires appartenant à tous les pays maritimes de l'Europe.

Au mois de septembre il se répandit parmi les Cosaques du Don, et ravagea une grande partie de leurs villages. En suivant le cours du Donec, il pénétra dans les gouvernemens d'Ekaterineslaf, de Kharkof et de Novogorod; le 3 octobre il avait atteint celui de Koursk. En descendant le Don, il infecta les villes de ses deux rives, notamment Donestkaïa, Tcherk, Azof et Taganrog. Ici les navires du commerce se trouvèrent en contact avec lui ; ils le portèrent dans le courant d'octobre à Sébastopole, grand arsenal maritime de la mer Noire, situé à l'extrémité méridionale de la Crimée, à Nicolaïeff et à Kherson, qui gisent aux embouchures du Bog et du Dnieper, à Odessa, qui est le port du commerce de la Russie méridionale, à Ovidiopole et à Akermann, situées sur les deux rives de la bouche du Dniester. Au mois de novembre, il existait encore à Odessa et à Théodosie; le 20 décembre il infectait Kischeneff en Bessarabie, et, dans quinze maisons, il y avait fait périr 60 personnes. La Moldavie était plongée dans la consternation; l'une de ses villes, Falschi, était envahie par la maladie; les habitans de Iassy se préparaient à évacuer cette capitale, et des quarantaines étaient établies sur le Pruth pour tâcher d'arrêter la contagion, qui n'était plus, au mois de mai, qu'à quatre lieues de cette capitale. On apprend aujourd'hui qu'elle vient de l'envahir.

Toutefois les ravages exercés à la fin de l'automne par le choléra pestilentiel, dans les ports de la mer d'Azof et de la mer Noire, n'ont pas été très-considérables ; ce qu'il faut attribuer en partie aux soins vigilans qu'on a pris pour l'étouffer à sa naissance, et sans doute non moins encore au décroissement progressif de la température dans les derniers mois de l'année. Mais la dissémination de son germe sur un littoral étendu, dont les ports sont fréquentés par les navires de toutes les nations de l'Europe, menacé de devenir au printemps l'origine de nouveaux désastres encore plus funestes que ceux de la dernière irruption. Ce danger a déterminé le gouvernement ottoman à renoncer aux systèmes d'inertie, que le dogme religieux de la fatalité fait prévaloir depuis tant de siècles parmi les musulmans. Des mesures sanitaires, semblables à celles que nous opposons à la peste d'Orient, ont été prises le 26 octobre à Constantinople contre le choléra pestilentiel; leur nécessité est d'autant plus grande que depuis cette époque la contagion a fait des progrès effrayans en Bessarabie et en Moldavie, et que l'immense population de cette capitale, qui est en relations continuelles avec les lieux infectés, n'en est séparée que par trois jours de navigation.

Dans le plus grand nombre des villes et villages de l'empire russe, dont les habitans ont été attaqués par le choléra pestilentiel, cette maladie a suivi la même marche que dans l'Indoustan et les autres régions de l'Asie qu'elle a

ravagées. Sa puissance a diminué progressivement aux approches de la saison froide. Cependant, par une anomalie dont son histoire
n'avait point encore offert d'exemples pendant
une période de 14 ans, elle a résisté à l'hiver
dans l'intérieur de quelques villes, et particulièrement à Moscou. Des circonstances locales,
que ce fléau n'avait point encore rencontrées,
semblent avoir produit ce funeste effet : ce sont
l'usage des fourrures, qui est général en Russie,
et la chaleur artificielle maintenue à un haut
degré par d'énormes poêles dans l'intérieur des
maisons russes. Rien de pareil n'avait encore
favorisé l'existence et la propagation du choléra
dans les contrées de l'Asie qu'il a désolées ; et il
paraît que l'influence malheureuse de ces circonstances a été singulièrement puissante, puisqu'elle a permis à la maladie de subsister dans
ces demeures fortement échauffées, lors même
qu'il faisait au dehors un froid de 16 degrés au
dessous de zéro. C'est à Moscou surtout que se
sont déployés les effets de ces agens conservateurs du germe de la contagion. On pourra
en apprécier la puissance par le récit des circonstances qui ont accompagné l'irruption du
choléra dans cette grande capitale.

Ce fut seulement dans les derniers jours de
septembre 1830 que la contagion y fut recon-

nue. Il est notoire qu'elle existait alors, depuis quinze jours ou trois semaines, dans une partie des provinces avoisinant Moscou, et il est sans fondement de dire, que la maladie éclata inopinément dans cette ville, au moment où l'on s'y attendait le moins. Le premier bulletin sanitaire fut publié le 21 septembre; mais la mortalité constatée ne commença que le 25 par le décès de quatre personnes. Dès le 29, un cordon de troupes enveloppait le gouvernement de Moscou; des barrières fermaient les passages de la frontière, et quatre établissemens de quarantaine étaient formés sur divers points. Tous les moyens employés contre la peste d'Orient furent mis en usage dans l'intérieur de la ville contre la propagation de cette nouvelle contagion, non moins formidable. La population fut divisée en 47 quartiers séparés par des barrières et des corps de garde, et complètement isolés les uns des autres. Dix hôpitaux temporaires furent organisés; et le Ministre de l'Intérieur, comte de Zakrewski, chargé par l'empereur de l'exécution des mesures sanitaires, s'enferma dans la ville pour remplir cette tâche difficile et périlleuse. L'empereur lui-même ne tarda pas à arriver; il demeura dix jours à Moscou quand la maladie exerçait ses plus grands ravages; et lorsqu'il quitta cette capitale, pour se rendre à Twer, il donna l'exemple de l'obéissance aux lois sanitaires, en se soumettant à une quarantaine de huit jours, et aux épreuves exigées pour sortir de séquestration.

Mais une longue et triste expérience ne le prouve que trop : quand une maladie pestilentielle s'est introduite dans l'enceinte d'une ville populeuse, toute la sagesse et la puissance humaines peuvent à peine en atténuer les effets. La propagation de la maladie s'accroît de jour en jour, et avec elle la mortalité des habitans.

D'après les bulletins officiels, dans les six derniers jours de septembre, sur un nombre journalier de 200 malades on en perdit 101.

Dans les dix premiers jours d'octobre, la mortalité fut de 747 personnes; on ne comptait d'abord que 224 malades existant à la fois; ce nombre s'accrut jusqu'à 791; et vingt-quatre heures donnaient jusqu'à 174 invasions nouvelles.

Du 10 au 20, il périt 958 individus; le nombre des malades s'éleva à 1390; et le 13, par exemple, 237 personnes furent atteintes à la fois de la maladie.

Du 20 au 31 la mortalité fut de 1284 habitans. Le plus grand nombre d'individus atteints dans les 24 heures fut de 187, et le moindre nombre de 80.

Les victimes du choléra montèrent dans le

courant d'octobre, tant dans la ville que dans les établissemens de la couronne, à 2,989 personnes.

Le mois de novembre s'annonça sous de funestes auspices. Le 3, il mourut 72 habitans; 145 furent atteints de la contagion dans la journée, et les malades étaient au nombre de 1366. Il paraît cependant que la maladie ne tarda pas à diminuer, puisque le 18 décembre, jour où le séquestre fut levé, il restait seulement 148 malades, dont 14 avaient été attaqués dans les 24 heures ; il y avait eu 9 décès et 49 guérisons dans la journée.

Le journal de Pétersbourg a annoncé qu'à cette époque on calculait que, depuis le commencement de l'irruption, il y avait eu à Moscou 6,149 personnes atteintes du choléra, 3,137 qui avaient succombé à son attaque, et 2,578 qui étaient considérées comme guéries ou convalescentes. Mais ces nombres ne comprennent évidemment que les cas qui ont eu lieu dans la ville, à la connaissance de l'autorité, exclusivement aux établissemens de l'état, qui ont contenu jusqu'à 500 malades à la fois, et où il est mort en un mois, du 20 octobre au 20 novembre, 760 personnes sur 1238 infectées.

M. de Loder, médecin de l'empereur à Moscou, évalue ainsi qu'il suit la mortalité et le nombre des malades , qui ont eu lieu en 60 jours , finissant le 14 novembre :

Atteints de la contagion, 8,130 individus.
Guéris,. 3,184
Morts , ... 4,385
Malades restans,. 161

D'après ces données, il a péri à Moscou, dans les deux mois de cette irruption , plus de la moitié des individus qui ont été atteints de la contagion , proportion qui est au moins égale à celle de la mortalité produite par le choléra dans l'Indoustan. Mais en portant jusqu'à 10,000 le nombre des personnes infectées, on reconnaît qu'il s'en faut de beaucoup que ce fléau ait eu , dans l'ancienne capitale de la Russie , la même puissance de propagation que dans les contrées tropicales de l'Asie; car la population habituelle de cette ville est de 250,000 habitans , et conséquemment un seulement sur 25 a été attaqué du choléra. Il est vrai qu'une émigration considérable avait réduit de beaucoup cette population. Toutefois, il faut reconnaître que la transmission du principe de la maladie a été bien moins active dans cette irruption que dans celles des pays de l'Orient qu'elle a parcourus. Il faut probablement l'attribuer à l'abaissement de la température, aux mesures sanitaires et sans doute aussi à l'état de la société et aux usages nationaux.

Lorsque l'ordre de lever.le cordon qui environnait la ville, fut donné par l'empereur, on prit toutes les précautions possibles pour empêcher le germe de la maladie de renaître avec une nouvelle force, et pour prévenir son importation dans les lieux avec lesquels la communication a été rétablie. Les maisons suspectées d'infection continuèrent d'être séquestrées; des barrières d'observation furent maintenues, et les cordons militaires furent établis, avec des quarantaines, aux frontières du gouvernement de Moscou. Pétersbourg, quoi qu'à 8o lieues du point le plus proche où la maladie s'est montrée, fut soumis à des mesures préventives fort sévères. Un triple cordon surveilla ses communications; des hôpitaux extraordinaires y furent établis, et le gouvernement prescrivit aux habitans de faire des approvisionnemens pour une année.

Au mois de janvier, sous l'empire d'une température tellement basse que tous les fleuves étaient glacés, la maladie continua d'exister à Moscou, mais sa propagation diminua progressivement. On ne comptait plus, au milieu de ce mois, que 78, 66, 58 et 5o malades anciens ou nouveaux. Le nombre des individus atteints de la contagion, dans les 24 heures, descendit à 10, 7, 4 et 3; la mortalité n'excéda pas 11 personnes et fut même réduite à un seul individu. On continua néanmoins d'exécuter les mesures sanitaires jusqu'à la fin d'avril, l'exemple de Kiew ayant montré que le choléra pouvait se ranimer tout à coup, au moment où l'on croyait qu'il était prêt de s'éteindre. En effet, dans cette ville toute entrave avait été ôtée aux communications dès la fin de novembre; et quinze jours après la maladie éclata de nouveau, atteignit 29 habitans et en enleva 16 ou plus de la moitié.

En résumant les faits de ce précis historique des irruptions du choléra pestilentiel dans les provinces de l'empire russe, on est conduit aux résultats suivans.

1°. Cette contagion a pénétré quatre fois, des régions de l'Asie orientale, jusque sur le territoire russe; savoir : en 1823 elle fut propagée, des provinces persanes voisines de la mer Caspienne, dans les gouvernemens de la Nouvelle-Géorgie et du Caucase; et en 1828 et 1829 elle est arrivée à Orenbourg, sur la frontière asiatique de la Russie, par les caravanes

venant de la Boukarie et de la Chine, à travers
les steppes de la Tartarie.

2°. Dans ces diffé   s irruptions le choléra
s'est manifesté avec des caractères identiques,
et il n'a point offert de diversités appréciables
avec ses symptômes dans l'Indoustan, en Perse
et en Syrie.

3°. La mortalité qu'il a produite est pour le
moins aussi grande que dans l'Inde, proportion-
nellement au nombre des individus infectés;
mais il semble certain qu'il se propage avec
moins de facilité et qu'il atteint un moindre
nombre d'individus, sur une population donnée.
Ce phénomène semble devoir être attribué à la
dissémination des habitans de la Russie sur une
surface beaucoup plus étendue, à des relations
de familles et de commerce plus restreintes, et
peut-être à l'usage des vêtemens qui n'est que
partiel et incomplet dans les contrées tropicales
de l'Inde, ce qui laisse l'organe cutané en contact immédiat avec le principe contagieux.

4°. A Moscou, il y a eu en trois mois environ
10,000 personnes infectées sur 250,000 habitans, ou une sur 25. L'émigration a dû augmen-
ter considérablement cette proportion, et l'on
peut présumer qu'elle l'a portée à 1 sur 15; il
n'est mort que 1 individu sur 2 malades; tandis qu'il en a péri 3 sur 5 dans l'ensemble des

provinces russes qui, en 183o, ont été ravagées par le choléra.

5°. La mortalité la plus grande a eu lieu dans les gouvernemens du midi, ceux où la température est la plus élevée et l'organisation sociale la plus imparfaite. Il a péri à Téflis en Géorgie, en l'espace de 62 jours, 3 malades sur 4; et parmi les Cosaques du Don 6 sur 7. Au total, sur 54,ooo individus infectés, il en est mort 31,3oo, ou 3 sur 5.

6°. Le choléra a été introduit : — par l'importation maritime, en 1823 et 183o, à Astrakhan, à Odessa et à Sébastopole; — par les caravanes, en 1828 et 1829, à Orenbourg ; — par les barques du Volga, en 183o, à Saratof; — par les fuyards dans les villages autour de Tauris; — par les voyageurs, en 183o, dans la Géorgie, dans la province du Caucase, parmi les Cosaques du Don, et même à Moscou; — enfin il a été importé, en 183o et 1831, en Podolie et en Volhinie, par le corps d'armée tiré de la province de Koursk, qui en était infectée.

7°. On s'en est préservé à Sarepta, par la séquestration et la suspension de toute communication avec les personnes et les choses infectées.

8°. On l'a arrêté à Moscou, en cernant les maisons qu'il avait envahies.

9°. Plusieurs remèdes ont été considérés comme

salutaires; mais aucun n'a obtenu une action certaine et efficace sur la maladie; et des revers
multipliés ont constamment détruit l'opinion favorable que quelques succès avaient fait naître.

10°. La rapidité des progrès de la maladie et
leur direction ont varié singulièrement; la contagion a franchi en 12 jours les 8o lieues qui
séparent Saratof d'Astrakhan. Il lui a fallu 17
jours pour faire les 5o lieues qui sont entre Saratof et Penza; en 6 jours elle a traversé les 4o
lieues entre Simbirsk et Kasan. En général, elle
a parcouru une centaine de lieues en 15 ou 20
jours.

11°. La vitesse de sa propagation semble avoir
été proportionnelle aux distances et aux moyens
de communication; ses progrès ont été plus
grands et plus rapides sur le littoral de la mer
que dans l'intérieur du pays; mais lorsqu'un
fleuve navigable lui a permis d'embrasser par
ses affluens une vaste surface, son expansion est
devenue aussi prompte et aussi vaste.

12°. C'est ainsi que le choléra a remonté, en
183o, le fleuve du Volga, depuis Astrakhan à
son embouchure dans la mer Caspienne jusqu'au
delà de Twer, dans un cours de 55o lieues. Il a
également remonté le Don jusqu'à Woronetz, et
l'a descendu jusqu'à son embouchure à Azof,
près de la mer de ce nom, suivant ses rives, dans

une étendue de 25o lieues. Il a parcouru de même les bords du Dniester, depuis Kief en Oukraine jusqu'à Kerson, près de son embouchure dans la mer Noire, à une distance de 18o lieues. Enfin il a remonté le Dniester, d'Odessa à Kamenetz, à près de 1oo lieues d'Ovidiopol et d'Akerman, où ce fleuve se jette dans la même mer.

13°. Il s'est répandu le long du littoral de la mer Caspienne, de Fehrabad en Perse, à Gourief à l'embouchure du Jaik, dans un développement de 4oo lieues, et de Taganrog, sur les côtes de la mer d'Azof, jusqu'à l'embouchure du Danube dans la mer Noire, à une distance de plus de 2oo lieues.

14°. Pendant l'irruption de 183o, la contagion a ravagé les provinces russes en Asie et en Europe, comprises entre les 38e et 6oe degrés de latitude, depuis l'embouchure du Kour dans la Caspienne jusqu'au gouvernement de Vologda; et depuis Luck en Volhynie, par le 23e de longitude jusqu'à Orenbourg par le 73°; ce qui lui donne une aire dont les points extrêmes sont à plus de 5oo lieues les uns des autres, de l'est à l'ouest et du nord au sud.

15°. Les provinces russes envahies, depuis le mois de juin jusqu'à celui de décembre 183o, sont celles ci-après nommées :

La Nouvelle-Georgie, la Caucasie, les gouvernemens d'Astrakhan, Saratof, Penza, Eka-
therinoslaf, Kharkof, Pays des Cosaques du Don,
Kief, Oukraine, Novogorod, Wosnesenk ou Tau-
ride, Simbirsk, Kazan, Nijni-Novogorod, Kostroma, Jaroslaf, Wologda, Orenbourg ou Oufa,
Tambof, Woronetz, Moscou, Poltava, Twer,
Pskof, Wladimir, Koursk, Podolie et Volhynie.

Ces 29 provinces ayant une surface de 128,000
lieues carrées, ont quatre fois et demie l'étendue de la France.

16°. Il est impossible que les germes du choléra, disséminés dans une si grande multitude de
lieux, ne trouvent pas dans plusieurs endroits
ou même dans un grand nombre, les circonstances favorables à leur développement, sous
l'empire de la température progressive du printemps et de l'été de 1831.

Déjà la maladie a reparu depuis peu sur différens points, devançant de trois mois l'époque de
ses premiers progrès pendant l'année dernière.

Quoique le 22 avril on eût déclaré solennel-
lement qu'elle était complètement éteinte à Moscou, et qu'en conséquence cette ville ait été af-
franchie de toute mesure sanitaire, 8 ou 9 personnes en ont encore été atteintes dans les derniers jours d'avril, même avant que la chaleur de
la saison ait pu provoquer de nouveaux dangers.

Du 19 au 29 mars, plusieurs cas de choléra, qui tous ont été suivis de la mort, ont eu lieu à Ustuskno, ville du gouvernement de Twer, située sur la route de Jaroslaf à Pétersbourg, et à 60 lieues au nord de Moscou.

La maladie a continué ses progrès dans les provinces du littoral de la mer Noire; elle a passé de la Bessarabie dans la Moldavie, et s'est avancée vers Iassi, capitale de cette province. Le 10 mai elle s'est introduite dans cette ville.

Mais c'est surtout en suivant les armées russes dans leurs mouvemens vers la Pologne, qu'elle a fait les progrès les plus rapides et les plus menaçans. Elle a envahie dès les premiers jours du printemps, les gouvernemens de Kief, Poltava, Podolie, Volhynie, Grodno et Vilna, tous situés dans la ligne de marche des troupes tirées de l'Oukraine et de la province de Koursk, infectées l'automne dernière par le choléra. Un rapport officiel du comte Zakreusky, ministre de l'intérieur, publié à Pétersbourg, le 20 mai dernier, fait connaître la mortalité causée dans ces gouvernemens par la contagion :

	MALADES.	MORTS.	GUÉRIS.
Kief, jusqu'au 1er mai.	5,276	2,799	2,378
Poltava — 16 avril.	"	340	174
Podolie — 26 avril.	12,072	5,286	6,352
A reporter. . .	17,348	8,425	8,904

Report. . .	17,348	8,425	8,9o4
Volhynie, jusqu'au 26 avril.	5,976	3,867	1,579
Grodno — 16 avril.	288	173	45
Vilna — 5 mai .	1,183	621	4o8
Totaux. . . .	24,795	13,o86	1o,936

Ainsi, cette année, dans ses nouveaux progrès, le choléra, en pénétrant dans les provinces occidentales de la Russie, n'a point perdu, comme on le prétend, une partie de sa puissance meurtrière, puisque d'après les documens officiels, qui certainement n'offrent qu'un terme inférieur à la réalité, il a fait périr, pendant les mois d'avril et de mai derniers, beaucoup plus de la moitié des individus qu'il a attaqués. Cette proportion effrayante serait bien plus grande encore, si les militaires étaient compris dans ces nombres.

Dans sa marche vers les provinces baltiques, la maladie s'est avancée progressivement jusqu'au littoral. Le 24 mai, elle a éclaté à Polengen, port situé à dix lieues de Memel, sur la côte du gouvernement de Wilna, et dans la ligne des communications de la Prusse avec Pétersbourg; et le 25, la contagion s'est manifestée à Riga, qui gît dans le prolongement septentrional de cette route, et qui est le principal port de commerce de la Russie. On comptait déjà le 28, cent personnes atteintes de la contagion; 24, ou le quart, venaient de succomber dans le court espace de deux jours. Le 30 mai, le nombre des malades s'élevait à 336, et celui des décès à 189, ou plus de moitié.

L'apparition du choléra sur les rives de la Baltique est un événement grave, dont les suites ne peuvent être calculées. Tant que la contagion s'est propagée de ville en ville, à travers la Russie, on a pu estimer et prévoir la rapidité de ses progrès; mais il cesse d'en être ainsi dès qu'elle est arrivée sur le littoral d'une mer fréquentée par plusieurs milliers de navires qui peuvent y prendre le germe de cette formidable maladie, et le transporter au loin dans les ports de leur destination, soit avec les marchandises russes, soit par les hommes infectés de leurs équipages.

17°. Les chances de la propagation du choléra pestilentiel dans les provinces occidentales de l'empire russe ont été multipliées, non-seulement par les événemens d'une guerre acharnée, mais encore vraisemblablement par une mesure administrative, prise d'après l'avis du conseil médical de Moscou.

Au mois d'avril, un comité extraordinaire ayant été formé dans cette ville pour discuter l'opportunité d'une purification générale des marchandises se trouvant dans les magasins de Moscou après l'extinction du choléra, ce comité

a consulté sur ce sujet le conseil médical pro-
visoire, qui, à la majorité des voix, s'est déclaré
pour la négative.

Un document contenant les allégations à l'appui de cette résolution, a été transmis par la
chancelerie russe aux différens gouvernemens
de l'Europe, dans l'intention de justifier la non-
purification des marchandises qui pouvaient
avoir été exportées de Moscou à diverses desti-
nations étrangères. Parmi ces allégations, on
trouve celle-ci : « Que des savans étrangers, tels
que Moreau de Jonnès et Gravier, qui ont reconnu, sous plusieurs rapports, la nature du
choléra, n'en admettent pas la propagation au
moyen des effets et des marchandises. » (§ 4.)

Nous regrettons d'être forcés, par de puissans
motifs d'intérêt public, de remarquer que le
conseil médical de Moscou n'a pas fait preuve
d'exactitude dans cette occasion. Jamais nous
n'avons énoncé une opinion semblable. Au contraire, nous avons prouvé, par une multitude
de faits établis incontestablement, que le choléra
s'est propagé en 1821 dans la Mésopotamie,
en 1822, à travers la Perse, et en 1823, 1828 et
1829, dans le gouvernement russe d'Orenbourg,
par le moyen des caravanes, c'est-à-dire par les
marchandises exportées à une distance de plusieurs centaines de lieues. Il est évident que

dans ces différens cas, la maladie n'a pu être transportée d'un lieu à un autre que par les marchandises, ou les hardes et les effets, puisque la longue durée de la route ne permet point de présumer que le germe en soit resté latent dans les hommes.

Le conseil médical de Moscou pouvait d'autant moins méconnaître notre opinion sur cette matière importante, qu'il a fait usage mainte et mainte fois de notre rapport publié en 1824, où ces faits sont signalés.

Il faut être frappé d'aveuglement pour avoir osé donner au gouvernement russe le conseil téméraire de ne purifier ni les marchandises existant à Moscou pendant l'irruption du choléra, ni même les maisons de cette capitale, où dix mille habitans ont péri dans l'espace de six mois, par une contagion formidable. Les effets de ce dangereux conseil ne tarderont pas à se manifester ; et déjà le commerce et la navigation viennent de commencer à les éprouver. L'Angleterre, la Prusse, la France, et même les villes Anséatiques, craignant avec raison que, parmi les marchandises arrivées de Russie dans leurs ports, il ne s'en trouve qui proviennent de Moscou ou d'autres lieux infectés, ont prescrit, pour ces provenances, des quarantaines et des purifications rigoureuses.

CHAPITRE VII.

Irruptions du Choléra pestilentiel en Pologne.

Lorsque, vers la fin de l'automne de 1830, le choléra eut pénétré au centre de l'empire russe, et répandu ses ravages dans les provinces de Tambof, de Wladimir, de Jaroslaf et de Moscou, on crut que, continuant de s'étendre vers l'occident, il atteindrait Pétersbourg et Riga, et parviendrait à infecter, avant l'hiver, les provinces baltiques. Mais les mesures sanitaires prises par le ministre de l'intérieur comte Zakreusky, une saison rigoureuse, et surtout la population faible et disséminée des gouvernemens de Pskof et de Novogorod-Weliki , empêchèrent la maladie de se propager dans cette direction. La capitale échappa cette fois au fléau dont elle était menacée ; et les arrivages de la Baltique ont pu être encore reçus, dans les ports de l'Europe occidentale, sans être suspectés d'y apporter la contagion. Les précautions multipliées prises à Pétersbourg manifestent qu'on s'attendait en Russie à voir la maladie s'avancer vers cette ville , et franchir l'espace de soixante lieues qui l'en séparait. Six mois se sont écoulés sans que cette crainte se soit réalisée : mais des événemens dont on avait méconnu la puissance, ont ouvert au choléra pestilentiel une nouvelle voie plus directe que les communications maritimes, pour arriver jusqu'à nous, et qu'il est bien autrement difficile de surveiller ou d'interdire. C'est celle à travers le centre du continent et ses populations condensées.

Le premier moteur de cette dangereuse irruption fut la résolution déplorable qui fit tirer du gouvernement de Koursk et du pays des Cosaques du Don un corps d'armée destiné à entrer en Pologne, afin de s'opposer aux effets de la révolution de juillet. Les provinces d'où venaient ces troupes , avaient été infectées par le choléra pendant toute l'automne de l'année dernière; et comme nous crûmes devoir le dire à l'Académie des sciences dans sa séance du 18 janvier, un mois avant qu'on apprît les calamités que cette funeste mesure avait produites, il était à la fois étrange et bien malheureux qu'on eût oublié que c'est par de pareils mouvemens de troupes que le choléra pestilentiel a été porté d'une extrémité à l'autre de l'Indoustan, et qu'accompagnant les armées anglaises dans leur marche, il s'est propagé du Ganges à l'Indus, et du cap Comorin jusqu'au pied des monts Himalaya.

Dès la diminution du froid de l'hiver, les villes et les villages des vastes provinces de Podolie et de Volhynie, situés dans la ligne de marche des troupes dirigées sur Varsovie, furent infectés successivement dans l'ordre de leur gisement, c'est-à-dire que les lieux les plus avancés vers l'Orient furent envahis les premiers. La maladie sembla venir de Kief, capitale de l'Oukraine; elle entra dans la Podolie, par Zitomir, et passa en Volhynie, en suivant la grande route de Varsovie, ravageant sur son chemin les villes d'Ostrog, Zaslaf, Rovno et Luck. A quelques lieues de cette dernière, elle traversa le Bug, et pénétra en Pologne. En l'espace d'un mois, finissant le 23 février dernier, elle atteignit, dans ces lieux peu peuplés, 442 malades, dont 262 ou plus de moitié succombèrent. A Zitomir, le nombre des morts égala presque celui des personnes

:nfectées. Sur 190 malades on compta 118 décès. Dans la ville de Berdicheff, en quinze jours
201 habitans tombèrent malades, et 133 périrent.

La mortalité fut relativement moins grande
dans la partie méridionale de la Podolie, où la
maladie fut introduite par d'autres troupes venant de Bender et des rives du Dniester, aux
environs de son embouchure. La contagion remontant ce fleuve avec les barques, envahit
Mohilof, Bratzlaff, Vinitzy, Lettichef et Ouschitza. Elle tua 576 habitans sur 1205, qu'elle
atteignit, du 14 au 25 février; il y eut 638 guérisons. Dans la ville de Kamenetz, sur la frontière de la Moldavie et de la Bulkovine autrichienne, elle attaqua jusqu'au 3 mars dernier
1285 malades, dont 589 périrent, et 733 échappèrent à la mort.

Le choléra entra en Pologne par l'angle sud-
est du périmètre de ce royaume, partie qui con-
fine à la Volhynie. Il se dirigea au nord-ouest,
en suivant la ligne des communications et des
mouvemens militaires dont l'objet commun était
la ville de Varsovie. Il atteignit Lublin vers la fin
de mars, après avoir infecté, dans un cours de
40 lieues, une multitude de villages. Le 1er avril,
tous les hôpitaux et les lazarets de Siedlec
étaient encombrés de soldats russes attaqués de

la maladie; et le 10 du même mois, il existait parmi les blessés et les prisonniers amenés à Praga, faubourg de Varsovie, séparé de cette ville par la Vistule. Le même jour il fut reconnu dans l'armée polonaise, à la suite du combat d'Iganie, dont le succès fut fatal aux vainqueurs, puisque les dépouilles des morts ou le contact des prisonniers de guerre leur communiquèrent la contagion.

Le 14, le Comité de santé de Varsovie, voulant sans doute prévenir les effets de la terreur qu'avait répandue l'approche de ce fléau parmi les habitans de la capitale, déclara que, d'après les observations des médecins de Moscou, la maladie ne se communiquait ni par le contact des personnes ni par celui des vêtemens, et qu'en conséquence elle n'était pas contagieuse. Mais, dès le lendemain, le gouverneur de la ville suivant les conseils d'une expérience plus certaine, interdit les communications avec le faubourg de Praga; il exhorta les citoyens au nom du salut public, à s'abstenir de toute relation cachée, avec les habitans de ce lieu infecté. Le général Skrzynecki avait également acquis la conviction de la transmissibilité du choléra, puisque le combat d'Iganie lui ayant permis de s'emparer de Siedlec, il refusa cet avantage, qui devait compromettre le salut de son armée, en la faisant entrer dans une place ravagée par la contagion.

La puissance des événemens politiques et militaires dont les environs de Varsovie étaient le théâtre, ne permit point de maintenir avec une exactitude suffisante la séquestration de Praga. Les relations obligées de ce faubourg avec la rive gauche de la Vistule, et surtout l'immense population refoulée des campagnes, vers la capitale, par tous les maux d'une guerre dévastatrice, firent traverser le fleuve à la contagion qui se manifesta, vers la fin d'avril, dans les hôpitaux et dans plusieurs quartiers de Varsovie. Sa présence imposa la loi à l'autorité d'empêcher qu'on ne célébrât la cérémonie nationale du 4 mai, dans la juste crainte que la réunion des habitans ne donnât des alimens à la propagation de ce fléau, et qu'elle n'en augmentât l'activité meurtrière. Le 27, un document du Comité central de santé portait à 142 personnes, le nombre des malades atteints du choléra dans les divers hopitaux de Varsovie; mais on ignorait entièrement combien il en existait dans les maisons particulières. Cependant, un autre document du même Comité central estime, sans doute par approximation, que la mortalité fut pendant la première semaine, de 100 à 150 hommes sur 1,000 malades. La Gazette d'Etat de Berlin rapporte que, pendant les treize jours finissant au

5 mai, il y eut dans la ville de Varsovie et dans le camp :

> 2,580 malades.
> 1,110 décès.
> 192 guérisons.
> 1,278 malades restans.

Il semblerait, d'après ces termes numériques, que le nombre des décès n'égalait pas la moitié de celui des malades, ce qui manifesterait une violence dans la contagion moins grande que celle qu'elle a montrée dans les provinces russes. Si l'on ajoute foi à l'exactitude des nombres publiés, pendant des circonstances aussi critiques, on peut remarquer pareillement que l'activité de propagation de la maladie a diminué très-rapidement. On assure que le nombre des nouveaux malades fut, le 28 avril, de 386; le 1er mai, 332; le 4, 141; le 5, 122; le 11, 16, etc.

Mais les mouvemens multipliés des deux armées entre le Niémen et la Vistule, répandirent dans tout ce vaste territoire le germe de la contagion. Le 18 mai, la maladie existait à Ostrolenka, Lomza, Szczuczyn, Drohiczyn, Ciechanowiec, Pultusk, Makow, Nasielskal, Plonsk, etc. Elle avait envahi Augustowo sur la frontière de la Prusse orientale; et dans une autre direction, elle s'était rapprochée du territoire

prussien, en traversant la Vistule et en s'avançant sur sa rive gauche, dans la direction de la
Silésie, à Warka, Kawa et Lowiecz. Elle s'étendit surtout le long des rives de la Vistule, remontant ce fleuve vers Cracovie, jusqu'au village
de Hielcé, et le descendant jusqu'à Sluzéwo près
de Thorn.

On devait croire que cette grande ville, qui
reçoit journellement les barques venant de Varsovie, serait la première des états prussiens
qu'envahirait le choléra pestilentiel. Il n'en a
point été ainsi. Les bateaux qui pouvaient lui
importer la maladie l'ont traversée sans la lui
communiquer, et continuant leur voyage jusqu'à Dantzig, située à l'embouchure de la Vistule, ils l'ont introduite le 26 mai dans cette
ville populeuse et commerçante. Une enquête
des magistrats a prouvé que le 29, les villages
en amont du fleuve, Kronenhoff, Nickwade,
Emlage et Schnakenbourg étaient infectés, tandis que le port et le Neufahrwasser, qui gisent
en aval, du côté de la mer, n'avaient point encore la maladie; ce qui permet de croire que le
choléra a été introduit par les transports qui
descendent le fleuve, et non pas par les communications avec la Baltique. Cependant, d'un autre côté, le bruit s'est accrédité en Allemagne
que la contagion s'est introduite dans la ville de

Dantzig à la suite du prince Galitzin, général russe, qui, étant venu de Riga, où régnait la maladie, se serait prévalu de l'importance de la mission dont il était chargé, pour éviter de se soumettre, ainsi que ses domestiques et ses effets, aux prescriptions sanitaires. C'est par l'effet d'une pareille infraction aux lois conservatrices de la santé publique, qu'en 1802, un intendant général de Cuba, arrivant de cette île, alors infectée de la fièvre jaune, fut laissé débarquer, avec sa suite et ses bagages, à l'embouchure du Guadalquivir, fleuve qu'il remonta jusqu'à Séville, où il introduisit la contagion, qui infecta 76,488 habitans.

L'invasion du port de Dantzig a jeté justement l'alarme parmi tous les états du nord de l'Europe. On doit redouter que les navires qui ont quitté cette ville en toute hâte pour échapper aux mesures sévères du gouvernement prussien ne répandent le germe de la contagion dans les contrées maritimes où ils vont opérer leur retour.

En examinant ces faits, on est conduit aux résultats suivans :

1°. Le choléra pestilentiel, introduit en Pologne au commencement de mars, était déjà disséminé dans les premiers jours de juin, après trois mois révolus, dans toute la partie de ce royaume, qui se trouve à la gauche de la Vistule.

2°. Il a décimé, dans ce court espace de temps, la population de trente villes.

3°. Il a parcouru une ligne sinueuse de plus de 150 lieues, depuis Zamosc, près la frontière de la Galicie autrichienne, jusqu'à Thorn, sur la frontière prussienne.

4°. Il a suivi les mouvemens militaires et la voie des grandes communications, principalement les bords de la Vistule.

5°. La guerre sanglante et acharnée qui désole ce malheureux pays n'a pas permis d'opposer à la contagion de résistance efficace; elle a été l'occasion de son introduction, et la cause active et funeste de sa propagation.

6°. La Galicie autrichienne, dont cent villages sont déjà infectés du choléra, doit au voisinage de la guerre ce désastre, que la même cause menace d'étendre bientôt à la Silésie et aux autres états prussiens.

POST-SCRIPTUM.

Le choléra continue d'étendre rapidement son cours désastreux. Dans la Galicie, il s'avance, de village en village, vers les défilés des monts Krapaks, qui conduisent en Hongrie. En cinq jours, il a fait périr 357 personnes à Lemberg, et 1135 à Brodi. En Pologne, il a gagné, de proche en proche, la frontière du grand-duché de Posen et celle de la Silésie; et il a éclaté, dit-on, à Kalicht, ville polonaise qui touche au territoire prussien, et qui est située à vingt-cinq lieues de Posen et de Breslau. En se propageant vers le nord de la Pologne, il a paru dans le palatinat d'Augustowo, dans les villes de Marienpol, Sawalki, Wilkowiski, Wysztylen et Neustadt, qui gisent à peu de distance de la Prusse orientale. Les villages voisins de Thorn ont été pareillement envahis.

La maladie, importée à Riga par les barques descendant la Dwina et ses affluens, a été reconnue le 27 mai dans cette ville commerçante et populeuse. On assure que quinze ouvriers, qui avaient été employés à ouvrir un ballot de marchandises, ont été subitement atteints de la contagion.

Jusqu'au 1er juin, 120 à 150 habitans étaient

attaqués du choléra dans les 24 heures, et il en mourait les deux tiers.

Les petits ports de Liebau et de Polengen ont été infectés par les mêmes communications.

Enfin, Dantzig, qui, par sa situation à l'embouchure de la Vistule, est l'entrepôt du commerce maritime de la Prusse et de l'Allemagne, éprouve toutes les calamités qu'infligent à une population nombreuse et condensée le fléau d'une maladie contagieuse et les mesures rigoureuses qui doivent en préserver les pays voisins. Cette malheureuse ville est environnée d'un cordon militaire qui la sépare entièrement du reste de la Prusse, et ses communications par mer sont totalement interceptées.

En surgissant ainsi sur le littoral de la Baltique, le choléra s'est ouvert une multitude de voies pour pénétrer, par les relations maritimes, dans les différentes contrées de l'Europe occidentale; et le danger que nous avions prévu et signalé, est déjà manifeste et imminent. Soixante navires ont quitté le port de Riga après que le choléra s'y fut déclaré. Les 3 et 4 juin, 42 avaient déjà passé le Sund. Le consul de France à Elseneur et des avis de Copenhague font connaître que plusieurs de ces navires avaient à bord la contagion, et que déjà des marins de leurs équipages avaient succombé à son atteinte. On en cite, dans une correspondance officielle, huit qui avaient des malades luttant encore contre la mort. Quatre d'entre eux étaient destinés pour l'Angleterre. Une feuille écossaise annonce en effet qu'un bâtiment venant de Riga, et dont l'équipage est attaqué du choléra-morbus, vient de relâcher dans le havre de Montrose.

Ainsi cette maladie formidable, qui depuis son apparition était séparée de notre territoire par une distance égale au diamètre du globe, peut d'un instant à l'autre surgir sur nos côtes; et l'irruption d'un fléau qui a fait périr en quinze ans quarante millions d'hommes, dépend du hasard d'un naufrage, ou d'une seule infraction aux lois conservatrices de la santé publique.

Il faut toutefois reconnaître l'efficacité complète de ces lois, qui, depuis cent dix ans, réussissent à repousser la peste d'Orient du littoral de l'Europe, alors que tant de fois, pendant cette longue période, ce fléau voguait avec les navires du Levant sur la Méditerranée, de même qu'aujourd'hui le choléra pestilentiel vogue sur l'Océan avec les navires de la Baltique.

RÉSULTATS GÉNÉRAUX.

En résumant toutes ces séries de faits, on trouve établis, par leur autorité, les résultats suivans dont la connaissance importe à la fois aux sciences, aux gouvernemens et à l'humanité.

1°. La maladie pestilentielle désignée sous le nom de choléra-morbus a pris naissance dans l'Inde Britannique, au milieu du Delta du Ganges, sous le 23e parallèle septentrional ; elle appartient, conséquemment, par son origine, comme presque toutes les autres contagions, aux régions tropicales et aux contrées d'alluvions avoisinant l'embouchure des grands fleuves.

2°. Ses caractères principaux sont : des crampes et des contractions violentes des extrémités,

des vomissemens et des déjections d'un fluide
prodigieusement abondant, des douleurs atroces
de l'épigastre, l'inflammation de l'estomac et des
intestins, et la production d'une substance argileuse, qui est expulsée par le vomissement, et
déposée par le fluide séreux des déjections.

3°. Ces symptômes caractérisent une maladie
sui generis, ressemblant à plusieurs égards au
choléra-morbus de nos climats, ce qui lui en a
fait donner le nom ; mais différant essentiellement de cette maladie, par divers caractères,
notamment par l'absence de la bile, et par le
pouvoir de se transmettre d'un individu à un
autre, comme les contagions.

4°. L'irruption du choléra, sa transmission et
sa propagation sont soumises à des conditions
analogues à celles qui favorisent ou repoussent
l'importation, le développement et les progrès
des autres maladies contagieuses ; ces conditions
ne sont pas encore entièrement connues, mais
on sait déjà qu'elles ne sont pas identiquement
les mêmes que celles qui régissent la peste et la
fièvre jaune dans leurs invasions.

5°. Une température élevée est l'une des lois
auxquelles est soumise l'existence du choléra
pestilentiel, puisque cette maladie est originaire
de la zône torride, et qu'elle ne s'étend que pendant la saison la plus chaude dans les contrées

de la zône tempérée. Le froid de l'hiver la fait cesser entièrement ou l'endort ; mais l'exemple recent de sa prolongation, en Russie, malgré les frimats, prouve que son germe peut conserver son activité, par l'effet de la température artificielle que produisent les poêles et les fourrures.

6°. L'humidité de l'atmosphère, par l'évaporation des mers, des fleuves ou des marais, n'est point une des conditions du choléra ; et il exerce ses ravages au milieu des sables de l'Arabie, ou sur les plateaux calcaires et desséchés de la Perse, comme dans les îles de l'océan Indien, ou dans les Deltas marécageux du Ganges, de l'Euphrate, du Volga et du Dnieper.

7°. Il n'est point arrêté par l'élévation des lieux, et quoique son activité se ralentisse lorsqu'il franchit de grandes chaînes de montagnes, il a traversé les Gattes et le Caucase ; il s'est propagé à une singulière hauteur sur les versans du Mont-Ararat et de l'Himalaya ; et il n'a pas déployé une moindre violence dans ses symptômes, au milieu de la haute région de l'air, que dans les villes maritimes qui gisent presque au niveau de l'Océan.

8°. Les localités ne semblent exercer aucune puissance sur son importation et son développement, puisque, après avoir traversé les mers avec les navires du commerce et les déserts avec les caravanes, il éclate avec la même furie; et qu'il déploie les mêmes symptômes dans les îles de la mer des Indes et au pied des monts Himalaya, dans les plaines sablonneuses de l'Yémen, sur les mornes basaltiques de l'île de France et de Bourbon, dans les steppes des Tartares; et sur les rives de l'Euphrate, du Tigre ou du Bourrampouter, comme sur les bords de l'Oronte et du Cydnus.

9°. Il ne fait aucune différence entre les diverses races d'hommes qu'il attaque; et depuis quinze ans il frappe tour à tour ou simultanément l'Indien, le Nègre, le Tartare, le Persan, le Chinois, le Turc, le Juif, le Birman, le Slave, l'Espagnol et l'Anglais.

10°. Il prend ses victimes dans tous les rangs, et fait succcomber également le nabab, le bramine et le paria, le planteur et ses esclaves, le général et les soldats, le magistrat et le mendiant. Il a pénétré dans les palais des gouverneurs de l'Inde, dans la case du Nègre et de l'Indou, dans le harem du prince royal de Perse, dans les bazars, les pagodes, les casernes, les monastères, les camps anglais, russes, polonais, turcs, birmans et persans; et il fait route avec les barques, les jonques, les prames, les navires marchands et les vaisseaux de ligne.

11°. Les prédispositions individuelles, qui en favorisent l'invasion, sont, comme dans les autres maladies pestilentielles, tout ce qui, dans le régime, l'âge, le sexe, les habitudes et la constitution, facilite l'absorption du principe contagieux et lui permet d'exercer son action meurtrière.

12°. Les circonstances de sa prodigieuse extension sont tout-à-fait inconciliables avec l'idée d'une infection locale, d'une cause épidémique ayant l'air atmosphérique pour moteur. Elles établissent au contraire que le choléra se transmet par les communications avec les personnes qui en ont reçu le germe, et par le contact des choses qui le recèlent. Elles prouvent qu'il se propage exclusivement dans les lieux où s'opèrent ces communications ; que, pour en garantir les individus, il suffit de leur séquestration, même dans un lieu environné de personnes atteintes de ce mal redoutable ; et que, pour en préserver une ville, il faut seulement lui interdire toute communication avec les pays infectés.

13°. Ces faits négatifs donnent la certitude que le mode de transmission du choléra ne diffère point essentiellement de celui de la peste et de la fièvre jaune ; et que, puisqu'il se propage, comme ces maladies, par contagion, les mêmes mesures sanitaires qui en arrêtent la propagation, doivent servir de barrière à ce fléau.

14°. On ignore toutefois dans quelle sécrétion existe son germe, et par quel phénomène il est transmis d'un individu malade à un individu sain; mais, si l'on en excepte les contagions dont le virus offre une matière concrète, comme la bave hydrophobique, le vaccin, la pustule variolique, on ne sait encore qu'imparfaitement comment se gagnent un grand nombre de maladies contagieuses fort communes ; et par exemple, il reste des doutes très-singuliers sur la manière dont la gale se transmet.

15°. Les moyens curatifs qu'on oppose à son invasion, pour tâcher d'en arrêter l'action meurtrière, sont prodigieusement multipliés ; mais ils sont empiriques, incertains, et le plus souvent inefficaces. On obtient au contraire constamment le plus heureux succès des précautions sanitaires qui en préviennent l'irruption ou qui en empêchent les progrès.

16°. La mortalité produite par le choléra varie beaucoup, selon les temps et les lieux, sans qu'on puisse en découvrir la cause, puisque son principe conserve partout la même violence, et tue parfois en moins de deux heures, les individus qu'il atteint, même dans les endroits où ses ravages sont très-limités. Il ne fait presque jamais périr moins d'un tiers des malades ; généralement il en enlève plus de moitié, et assez souvent les trois cinquièmes, les deux tiers ou même les six septièmes.

17°. Le choléra pestilentiel n'est point, comme la variole dans nos climats, une sorte de contagion domestique, dont les victimes sont frappées dans l'ombre de leurs foyers : c'est une grande calamité publique, qui se lie à toutes les transactions sociales et qui répand, dans tout le peuple, la terreur et la consternation. A son approche, les vaisseaux appareillent en désordre, les armées fuient en déroute, comme après une défaite; les souverains se sauvent de leurs palais, la population entière abandonne les villes, les villages, et se réfugie dans les montagnes, dans les bois. Son nom seul, dans tout l'Orient, agit comme un talisman redoutable, et rend déserts les harems des princes, les bazars des marchands, les pagodes des bramines. Sa puissance s'étend sur les événemens politiques et militaires: elle a forcé les Persans à lever le siége d'Erzéroum et à faire la paix avec les Ottomans; elle a poursuivi les armées britanniques dans la guerre contre Holkar et dans les campagnes contre les Birmans; l'effroi qu'elle inspire a éloigné du célèbre temple de Jaggrenah les douze cent mille pélerins qui s'y rendaient autrefois chaque année, et dont le nombre est aujourd'hui si borné qu'ils

ne peuvent traîner le char colossal des idoles.
La mortalité produite aux Moluques et à Java,
par ses irruptions, a tellement affaibli le produit de ces riches colonies que leurs dépenses
excèdent aujourd'hui leurs revenus; ses ravages
à la Chine ont causé une ruineuse diminution
dans le commerce des Russes, au grand marché
de Kiatchta; et ce sont eux qui, en désorgani-
sant l'année derhière les provinces de l'empire
russe, ont préparé les revers de ses armées et
l'épuisement de ses finances.

18°. La rapidité des progrès du choléra est
beaucoup plus grande que celle d'aucune contagion dont les hommes aient gardé la mémoire.

Dans sa marche de ville en ville, il a traversé,
en moins d'un an, la presqu'île de l'Inde, qui,
entre les golfes de Bengale et de Camboge, est
large de 450 lieues; et il ne lui a fallu que neuf
mois pour s'étendre, du sud au nord, de Ganjam
au cap Comorin, à 300 lieues de son point de
départ.

En moins de deux ans, il a parcouru une ligne
itinéraire de 400 lieues, qui l'a conduit du fond
du golfe Persique aux rives de la Méditerranée.

D'une année à l'autre, il a traversé, du sud au
nord, le royaume de Perse, depuis le golfe d'Or-

mus jusqu'au Caucase, dans un espace de plus de 3oo lieues.

En deux ans et demi, il a envahi la Chine, de Canton à Pékin, en suivant une ligne du sud au nord, dont l'étendue excède 4oo lieues.

En six mois, il s'est avancé à travers l'empire russe, depuis les provinces Caspiennes, au delà du Caucase, jusqu'aux gouvernemens de Twer et de Jaroslaw, voisins des provinces baltiques, à une distance de 7oo lieues de son point de départ.

19°. Il a été transporté, à travers les mers, d'un pays à un autre, au moyen des bâtimens de guerre et des navires du commerce; savoir :

De Calcutta, au Bengale, à Malacca, dans la presqu'île de ce nom, à une distance, par mer, de 5oo lieues;

De la même ville à l'île de Banka, à 6oo lieues; à Java et à Bornéo, à 8oo lieues; à Manille des Philippines et à Amboine des Moluques, à 12oo lieues; à Macao et à Canton en Chine, à 13oo lieues, et aux îles de France et de Bourbon, sous le tropique du Capricorne, à plus de 15oo lieues de son point de départ.

De Bombay à Mascate en Arabie, à 34o lieues à travers le golfe du Sinde ou de Guzarate; à Ormus et à Bender-Abouschir, à l'entrée du golfe Persique, à 8oo lieues; à Bahreim, sur la côte

Arabique du golfe, à 950 lieues, et à Bassorah à 1000 lieues de Bombay.

De la côte persane du Mazandéran, à travers la mer Caspienne, jusqu'à Astrakhan aux embouchures du Volga, sur la côte nord-ouest de cette mer, à une distance de 220 lieues.

De Taganrog ou d'Azof, au fond de la Méditerranée de ce nom, jusqu'à Sébastopole en Crimée, à 250 lieues; à Kerson et Odessa, sur la mer Noire, à 360 lieues, et jusqu'aux embouchures du Danube, à 400 lieues de son point de départ.

20°. Il a pénétré dans l'intérieur des continens par les communications commerciales qui suivent le cours des grands fleuves; savoir:

Par le Ganges, dans l'intérieur de l'Indoustan, jusqu'à 400 lieues de l'embouchure de ce fleuve.

Par l'Irraouaddy, jusqu'à 150 lieues dans l'empire birman ; par le Menan, dans le royaume de Siam; par le vaste système de navigation intérieure de l'empire chinois, dans une ligne de plus de 400 lieues à travers ce royaume.

Par l'Euphrate et le Tigre, dans l'intérieur de la Mésopotamie, à plus de 100 lieues de l'embouchure de ces fleuves.

Enfin, par le Volga, dans l'intérieur de l'empire russe, à 550 lieues du littoral de la mer Caspienne où ce fleuve verse ses eaux.

21°. Il a franchi, avec les voyageurs, les troupes et les caravanes, les Gattes et le Caucase, qui sont au nombre des plus hautes chaînes des montagnes de notre hémisphère; et il s'est élevé à une grande hauteur sur les versans de l'Himalaya et du Mont-Ararat.

22°. Du Delta du Ganges, lieu de son origine, en 1817, il s'est avancé vers l'orient jusqu'aux Moluques, à une distance de 900 lieues en ligne directe. En 1823, ses progrès vers l'occident l'avaient conduit sur les rives de la Méditerranée, en Syrie, à 1100 lieues de son point de départ. Il embrassait alors, après cinq ans de ravages, une étendue de régions asiatiques dont les limites extrêmes, de l'est à l'ouest, sont à 2,000 lieues. Il avait exercé ses ravages depuis la frontière septentrionale de la Chine jusqu'aux îles de la mer d'Afrique; ce qui lui donnait, du nord au sud, une aire de 16 à 1700 lieues.

24°. Dans l'irruption de 1830, en Russie, il s'est avancé de 15 degrés de latitude, ou de 375 lieues vers les régions polaires, et de 22 degrés de longitude à l'ouest de la Caspienne, faisant, sous le 50° parallèle, à 11 lieues chaque degré, environ 242 lieues.

D'où il suit qu'en 14 ans, le choléra s'est étendu dans une aire qui a, du nord au midi,

2,25o lieues, et plus de 2,000 d'orient en occident.

25°. Il a parcouru dans l'Indoustan :

lieues carrées.

Dans la présidence du Bengale.	43,000
— celle de Madras.	20,000
— celle de Bombay et ses dépendances.	3,000
Dans les pays réunis nouvellement.	8,000
Dans toute l'Inde britannique. .	74,000

En Russie, en 183o, il s'est propagé dans 29 gouvernemens, dont la surface est de 128,000 lieues carrées, ou quatre fois et demi l'étendue de la France.

26°. Les progrès du choléra, dans l'aire immense qu'il parcourt depuis quinze ans, ont eu lieu par une suite d'irruptions meurtrières, dont le nombre connu a été, ainsi qu'il suit, de 1817 à 183o :

200	irruptions dans les villes du Bengale ;
178	— dans celles de la présidence de Madras ;
55	— dans celles de la présidence de Bombay ;
433	irruptions dans l'Inde britannique ;

51 irruptions dans l'archipel indien et
   l'Asie orientale;
26 — en Arabie et en Perse;
29 — dans la Mésopotamie et la Syrie;
117 — dans l'empire russe.

___

656 irruptions dans les principales villes
   de ces régions.

27°. Le nombre de ces irruptions a varié chaque année considérablement. Nous en comptons :

En 1817— 32	1822—43	1827— 19
1818—140	1823—48	1828— 12
1819— 64	1824—19	1829— 13
1820— 42	1825—24	1830—131
1821— 64	1826— 5	

Total. 656

Malgré l'étendue des recherches qui nous ont fourni ces nombres, nous inclinons à croire que ces résultats sont peut-être de plus de moitié au dessous de la vérité, et que le choléra a ravagé, dans le cours des quatorze dernières années, plus de 1300 villes des contrées de l'Asie et de l'Europe.

28°. La mortalité qu'il a produite a été évaluée, par approximation, dans chacune de ces différentes irruptions :

Dans l'Indoustan, à un sixième de la population totale;

En Arabie, au tiers des habitans des villes;

En Perse, au sixième de cette classe;

En Mésopotamie, au quart ou au tiers;

En Arménie, au cinquième;

En Syrie, au dixième.

En Russie, au vingtième de la population des provinces infectées.

Mais attendu que dans l'Indoustan la maladie a recommencé quatorze fois ses attaques, on ne peut estimer le nombre de ses victimes, dans cette région de l'Asie, à moins de 18 millions d'hommes; et probablement, depuis 1817 jusqu'en 1830, elle en a enlevé, de Pékin à Varsovie, deux à trois fois autant.

29°. On ne trouve, dans l'histoire, de fléau comparable au choléra-morbus, par l'étendue et la durée de ses ravages, que la Peste noire, qui passa d'Asie en Europe au quatorzième siècle, et qui pénétra en France en 1348. Elle fit périr en seize années les quatre cinquièmes des habitans de l'Europe.

30°. Le choléra se propageant par les communications, son extension doit être proportionnelle à leur étendue et à leur rapidité; et conséquemment son activité meurtrière doit s'accroître à mesure qu'il envahit les pays civilisés, où les rapports entre les hommes s'accélèrent et s'agrandissent comme les progrès de l'état social. Mais, en supposant que la contagion ne s'avance à travers l'Europe occidentale qu'avec la même vitesse qu'elle a eue en Russie pendant l'irruption de 1830, c'est-à-dire en mettant vingt jours pour franchir un espace de cent lieues, elle peut arriver à Berlin en vingt jours; à Bude, Prague, Dresde et Vienne en vingt-cinq jours, et pénétrer en un mois et demi jusqu'aux bords du Rhin.

31°. On ne peut douter que sa propagation ne soit favorisée par les opérations de la guerre active et acharnée qui existe entre les Russes et les Polonais, et que la multiplication de ses germes, leur développement et leurs funestes effets n'acquièrent plus d'étendue et de rapidité par la concentration des armées, par leurs marches à travers des pays infectés, par l'accumulation des hommes dans les hôpitaux, dans les casemates des places fortes, dans les baraques des camps, par les dépouilles des morts, la cohabitation avec les prisonniers, les fatigues, les privations, et par une multitude d'autres circonstances qui disséminent la contagion ou prédisposent à la contracter.

32°. Les occurrences que trouve le choléra pour se répandre sont sans doute extrêmement multipliées; cependant leur nombre est diminué de beaucoup par les conditions de sa propagation, qui font varier les chances du danger d'en être atteint, selon les personnes, les temps et les lieux. Ces chances sont moins périlleuses pour une femme que pour un homme; elles sont moins nombreuses pendant un temps froid que pendant une forte chaleur; et leur péril semble d'autant moins grand que la population est plus faible et plus disséminée. Mais elles atteignent un terme effrayant lorsque la maladie se développe pendant l'été, parmi des troupes concentrées ou parmi les habitans d'une ville populeuse. Alors une armée peut être détruite et une capitale dépeuplée par une seule irruption.

33°. Il faut reconnaître néanmoins que le choléra ne se contractant que par des communications qu'il n'est pas impossible à la prévoyance humaine de prévenir, de restreindre ou d'empêcher, ce fléau est moins redoutable que s'il avait pour cause, comme on l'a dit, un principe délétère existant dans l'air atmosphérique; car alors, au lieu d'atteindre uniquement les hommes exposés à son action par leurs rapports avec ceux qui l'éprouvent déjà, il frapperait indistinctement toute la population, et personne ne pourrait se soustraire à ses effets pernicieux.

34°. Mais telles sont, dans les contrées civilisées de l'Europe, la densité de la population des campagnes, l'agglomération de celle des villes, l'activité prodigieuse du mouvement social, la multiplicité des rapports entre les individus, les familles et les nations, que si le choléra, traversant la Vistule et les monts Krapaks, pénètre en Prusse et dans l'empire d'Autriche, on peut à peine espérer que le reste de l'Europe échappe à ses ravages; et l'on doit redouter que ce fléau, semblable à l'invasion des Barbares du moyen âge, ne vienne décimer les peuples, désorganiser la société, anéantir le commerce, et faire reculer la civilisation.

Puissent ces terribles calamités être détournées par la Providence, ou prévenues et arrêtées par les efforts de la science, la sagesse des gouvernemens, et le concours si nécessaire et si désirable de tous les peuples!

Paris, 23 juin 1831.

Le Rapporteur du Conseil supérieur de Santé,

A. Moreau de Jonnès.

TABLE CHRONOLOGIQUE

DU CHOLÉRA PESTILENTIEL.

INDOUSTAN.

1°. BENGALE, OU PRÉSIDENCE DE CALCUTTA.

1817.	Burdwan.
Jessore.	Rungpore.
Dacca.	Malda.
Nuseerabad.	Baughulpore.
Patna.	Chupra.
Sunergong.	Moozufferpore.
Dinapore.	Monghyr.
Chittagong.	Buxar.
Calcutta.	Ghazeepore.
Nuddea.	Camp du Sind.
Nuraingunge.	Jaggrenah.
Kishnagur.	Bénarès.
Sylhet.	Cuttack.
Poornea.	Tirhoot.
Dinagepore.	Morshedabad.
Balassore.	Sheergur.
Burrisaul.	

1818.

Calcutta.

Banda.

Hutta.

Logargaon.

Sangor.

Ougein.

Nusingha.

Putthoorea.

Kytah.

Mundelah.

Jubbulpore.

Muhedpore.

Lucknow.

Allahabad.

Shajehanpore.

Etawah.

Futtyghur.

Coel.

Cawnpore.

Nujufgur.

Bethoor.

Agra.

Mutra.

Delhi.

Camp d'Hansi.

— d'Oonchara.

Saharunpore.

Tirhoot.

Chuprah.

Gorruckpore.

Catmandou (Népaul).

Patun.

Bhatgoun.

Bilsa.

Bhopal.

Banpora.

Sultanpore.

Bénarès.

Fizabad.

Oude.

Jeypore.

Hissar.

Panniput.

Kurnaul

Tannah.

Meerut.

Hoshungabad.

Mooltay.

Gaongong.

Camp de Mow.

Sonara.

Kotah.

Camp de Titirya.

— de Oude.

1819.

Calcutta.

Camp d'Asseerghur.

Midnapore.

Ishra.

Husseinabad.

Cawnpore.

Rampoura.

Mundessore.

Jaragurth.

Neemuch.

Nusseerabad.

Muttra.

Camp de la Nerbudda.

Sangor.

Agra.

Coel.

Meerut.

Moradabad.

Kurnaul.

Bareilly.

Almorah.

Saharunpore.

Deyra Dhoon.

Kumaroon.

Catmandou.

1820.

Calcutta.

Jessore.

Dacca.

Moorshedabad.

Midnapore.

Sylhet.

Jaulnah.

Jelapore.

Dinapore.

1821.

Gorruckpore.

Cawnpore.

Lucknow.

Nagpore.

Camp de la Nerbudda.

Chittatong.

Futtyghur.

Chowinghée.

Banda.

Midnapore.

Ghazepore.

Cuttack.

Balassore.

Dinapore.

Sangor.

Rampore.

Dacca.

Calcutta.

Jaggrenah.

1822.

Jessore.

Calcutta.

Chittagong.

Serampore.

1823.

Calcutta.

Nagpore.

Kampti.

Jaulnah.

1824.

Calcutta.

Serampore.

Kampti.

Bellary.

Jaulnah.

Nagpore.

1825.

Calcutta.

Berhampore.

Bénarès.

Ghazeepore.

Chunar.

Futtyghur.

Myzapore.

Jessore.

Dinapore.

Bankipore.

Kushbad.

1826.

Calcutta.

Bénarès.

Patna.

1827.

Calcutta.

Paulgaucherry.

Jubulpore.

Morshedabad.

Districts voisins des monts Himalaya.

Sabathou.

Balassore.

Kurnal.

Mergunge.

Subulpore.

Jaypore.

Rewa.

Sangor.

1828.

Calcutta.

Cawnpore.

Chittatong.

Almorah.

Kemaon.

Gootty.

Bénarès.

1830.

Calcutta.

Jessore.

20. CÔTE COROMANDEL, OU PRÉSIDENCE DE MADRAS.

1818.

Ganjam.

Chicacole.

Aska.

Nizagapatam.

Rajahmundry.

Ellore.

Mazulipatam.

Ongole.

Mudnore.

Gountour.

Nellore.

Madras.

Camp de Guddok.

Chepauk.

Saint-Thomé.

Poonamali.
Wallajabad.
Pondichéry.
Cuddalore.
Sadras.
Combaconum.
Négapatan.
Tanjore.
Ramnad.
Madura.
Palamcotta.
Tinnevelly.
Nagpore.
Hydrabad.
Aurangabad.
Camp de Tapty.
— de Mhow.
Punderpour.
Jaulnah.
Badamy.
Burwar.
Hoobly.
Camp du Dooab.
Bellary.
Hurryghur.
Chittedrog.
Banghalore.
Sériugapatam.
Mysore.
Coimbatorc.
Erroda.
Carroor.

Gootty.
Cudapah.
Tripetry.
Chittor.
Vellore.
Arcot.
Salem.
Sankerrydrog.
Shawghur.
Trichinopoly.
Soonda.
Mangalore.
Cannamore.
Tellichery.
Warior.
Pootoor.
Alleppy.
Guylon.
Trivandrum.
Hulli–hall.
Calicut.
Cochin.
Alepey.
Quilon.
Travancore.

1819.

Travancore.
Palamcotta.
Nagore.
Négapatam.
Jaulnah.
Nagporc.

Camp de Malligaum.
Nussirabad.
Salem.
Sankerridrog.
Trichinopoly.
Tangore.
Madura.
Mangalore.
Dingigul.
Pondichéry.
Calicut.
Cochin.
Quilon.
　1820.
Madras.
Jaulnah.
Saint-Thomé.
Camp de Peddapour.
— de Bochully.
Vépéry.
Soonda.
Tinnevelly.
Palamcottah.
Gooty.
Arcot.
Cochin.
Hydrabad.
Nagpore.
Tanjore.
Mangalore.
Cannamore.
Tellichery.

　1821.
Cuddalore.
Royacottah.
Kulladji.
Durward.
Salem.
Sankerridrog.
Madura.
Madras.
Pondichéry.
Belgaum.
Badamy.
Shapoor.
Trichinopoly.
Bellary.
Saint-Thomé.
Jaulnah.
Camp de Venkettagurry.
Hyderabad.
Nagpore.
　1822.
Salem.
Samulcottah.
Tutocorin.
Wallanjabad.
Madura.
Trichinopoly.
Kalludgi.
Vellore.
Madras.
Palamcottah.
Bangalore.

Secundarabad.
Cochin.
Arcot.
Calicut.
Tellichery.
Mangalore.

1823.

Bangalore.
Kulladgi.
Chingleput.
Poonamalli.
Vépéry.
Saint-Thomé.
Cuddalore.
Trichinopoly.
Arcot.
Camp de Tinderanum.
Madras.

1824.

Nagpore.
Vellore.
Jaulnah.
Burra Sotanah.
Kilpaulk.

Saint-Thomé.
Wallagahbad.
Camp de Baugrecottah.
Madras.

1825. – 1826.

Intermittences.

1827.

Jaulnah.
Madras.
Hyderabad.
Nusserabad.

1828.

Madras.
Palamcottah.
Wallagahbad.
Trichinopoly.
Vépéry.

1829.

Madras.
Madura.
Verdaputty.
Royapettah.

1830.

Jaulnah.

3°. CÔTE DU MALABAR, OU PRÉSIDENCE DE BOMBAI.

1818.

Amednagur.
Panwel.
Salsette.
Bombay.
Surate.

Poonah.
Serror.
Bassein.
Bellapore.
Bancoote
Collapore.

1819.

Bombay.

Phedra.

Rozetrah.

Camp de Puchau.

— de Seroor.

Kaira.

Rasore.

Goa.

1820.

Bombay.

Mullegaum.

Dungary.

Camathy.

Salsette.

1821.

Bombay.

Baroda.

Salsette.

Poonah.

Seroor.

Surate.

1822.

Bombay.

1823.

Bombay.

1824.

Arsenal de Bycullah.

Bombay.

1825.

Bombay.

Surate.

Belgaum.

Colapore.

Damaun.

Kattywar.

Mandavie.

Indore.

Mhow.

Cuttch.

1826.

Mhow.

Amedabad.

1827.

Bombay.

1828.

Bombay.

Poonah.

1829.

Bombay.

1830.

Bombay.

Poonah.

Demaun.

Coluk.

ASIE ORIENTALE.

1818.

Empire Birman.

Royaume d'Arracan.

Presqu'île de Malacca.

1819.
Ile de Penang.
Sumatra, ville d'Achem.
Singapore.
Roy. de Siam, Bankok.
Ceylan : Colombo, Kandi.
Malacca.
   1820.
Tonquin.
Cambodge.
Cochinchine, Saigon.
Prov. mérid. de la Chine.
Port de Canton, Chine.
Philippines, Manille.
Penang.
Singapore.
   1821.
Ile de Java.
   Batavia.
   Samarang.
   Sourabaya.
   Bantam.
   Joanna.
   Kandal.
   Japara.
   Madura.
   Damak.

Ile de Borneo.
   1822.
Philippines, Manille.
Cochinchine.
Tonkin.
Pékin, Chine.
   1823.
Macao, Chine.
Moluques.
Amboine.
Macassar.
Provinces septentrionales de la
   Chine.
      Pékin.
      Nankin.
      Kukuchoton.
Assam, Empire Birman.
Rangoun, Emp. Birm.
Bornéo, Pontianah.
   1824.
Chine septentrionale.
   1825.
Arracan.
Empire Birman.
   1827.
Lahore.
Tartarie chinoise.

ILES DE LA MER D'AFRIQUE.

   1819.
Ile de France.

Ile de Bourbon.

ARABIE ET PERSE.

1821.
Juil. Mascate, Arabie.
Ormus. ⎞ Iles du g.
Kishmé. ⎠ Persique.
Août. Bahreim, Arabie.
Bender-Abassi,
      Perse.
Sept. Schiras.
Yerd.
Oct. Ispahan.
1822.
Juil. Cachan, Perse.
Khom.
Casbin.
Kermanshah.
Sept. Tauris.

Khog.
Erivan.
Kars.
Erzéroum. Turquie.
1823.
Juin. Vieux Schumalin,
      Géorgie.
Saillan.
1829.
Téhéran, Perse.
Fehrabab.
1830.
Mai. Téhéran.
Rescht.
Zinzili.
Juin. Tauris.

MÉSOPOTAMIE, SYRIE ET JUDÉE.

1821.
Juil. Bassorah, Mésopo-
    tamie.
Bagdad.
Nov. Annah.
1822.
Juil. Moussol,
Merdine.
Diarbékir.
Orfa.

Biri.
Antab.
Nov. Alep, Syrie.
1823.
Tripoli.
Juin. Tortose.
Lataquié.
Gesre.
Antioche.
Juil. Suédié.

Juil.	Suédié.			Mésérib.
	Sarkin.			Famieb.
	Arsous.			Hamah.
Août.	Khankaramout.			Homs.
	Alexandrette.		Oct.	Damir.
	Adena.			1824.
	Tarsous.		Janv.	Tibériade.

RUSSIE.

	1823.			Talycht, N.-Geor.
	Saillan, Ghilan.		Juil.	Derbent,
	Orenbourg.			gouv. du Caucase.
Sept.	Astrakhan.			Tarkou.	Id.
	1828.			Kisgar.	Id.
	Orenbourg.		27 Juil.	Ganja, Nouvelle-Georgie.
	Fort de Rassypnaya.			
	Fort d'Isetsk.			Tzet.	Id.
	1829.		20 Juil.	Teflis.	Id.
Sept.	Orenbourg.			Akalsike.	Id.
	Fort Roulaghinsk.			Szerdrin.	Id.
	Fort Kolminskoff.		20 Juil.	Astrakhan,
	Fort Malo-Bon-goulmich.			gouvernem. du Caucase.
	1830.		26 Juil.	Gourieff.
Juin.	Salian.			District de Tcher-noiarsk.	Id.
	Astara.			
	Schirvan.			—de l'Oulous	Id.
15 Juin.	Bakou, Nouvelle-Georgie.			—d'Erketeneff.	Id.
				Yenotaywsk.	Id.
	Chemaki.	Id.	22 Juil.	Krasnoyark.	Id.
	Kouban.	Id.	25	Tsarissin.	Id.

6 Août. Seliternoi, gouv. du Caucase.

Août. Donskaïa, Cosaques du Don.

Saratof, gouv.

Jaïk ou Ourals.

Penza, gouv.

Mokszansk.

Tsembar.

Saransk.

Gorodinisçk.

Sept. Tambof, gouv.

Woronetz. *Id.*

Riazantaraya.

28 Sept. Moscou, gouv.

Twer. *Id.*

Pskoff. *Id.*

Oct. Wladimir. *Id.*

Mourom. *Id.*

Syzram, gouv· de Simbirsk.

Samara. *Id.*

Stavropol. *Id.*

Simbirsk, gouv.

Kazan. *Id.*

Laischeff. *Id.*

27 Août. Nijni-Novogorod, gouv.

Pavlovo.

Klutchers.

Petrowka.

Tourbanka.

Susdal.

3 Sept. Kostroma, gouv.

12 Jaroslaw, gouv.

11 Ribinsk.

20 Wologda, gouv.

Sept. Ecatherinoslaf, gouv.

Izum.

Kharkof, gouv.

P. des cosaques du Nord.

Novotcharkos.

Bielogorod.

Karpow.

Obojansk.

30 Oct. Koursk, gouv.

Poltava.

Krementchoug.

Sept. Tcherk, Petite-Russie.

Azof.

Rostock.

14 Oct. Taganrog.

Sébastopol, Crimée.

Kerson.

Nicolajeff.

Odessa.

Bender.

Tartares Nogays.

Aleschki.

Ovidiopole.

Théodosie.

Akkerman.

8 Déc. Kischeneff, Bessa-
rabie.

Falschi, Moldavie.

Sept. Oukraine, gouv.

Novogorod. *Id.*

28 Oct. Kiew. *Id.*

Nov. Volhynie, gouv.

Podolie. *Id.*

Déc. Berditcheff, Vol-
hynie.

1831.

Janv. Zitomir. *Id.*

Zastaff. *Id.*

Luck. *Id.*

Starekonstanti-
noff. *Id.*

Novorod Vo-
linsk. *Id.*

Ostrog, Volhynie.

Fév. Kamenetz. Podo-
lie.

Bratzlaff.

Mohileff.

Winitzy.

Letticheff.

Ouschitza.

Mars. Ustuskno.

Avril. Kief, gouv.

Poltava. *Id.*

Podolie. *Id.*

Volhynie. *Id.*

Grodno. *Id.*

Vilna. *Id.*

Mai. Polangen.

Riga, gouv.

Liebau.

POLOGNE.

1831.

Mars. Horodla.

Lublin.

Rawa.

Avril. Siedlec.

Iganie.

Praga.

14 Varsovie.

Mai. Ostrolenka.

Lomza.

Szczuczyn.

Drohiczyn.

Ciechanowiec.

Pultusk.

Makow.

Nesielskal.

Plonsk.

Warka.

Lowiecz.

Kalitch.

Augustowo.	Neustadt.
Mariempol.	Hielcé.
Sawalki.	Sluzewo.
Wilkowiski.	Lenczye.
Random.	Opoczno.
Biala.	Byalistock.
Opatow.	Kielce.
Bielsk.	

PRUSSE.

Mai. Dantzig.

AUTRICHE.

Mai.   Brodi. Galicie.   Lemberg, etc.
        Tarnopol.

FIN DE LA TABLE CHRONOLOGIQUE.

TABLEAU RÉCAPITULATIF

DES IRRUPTIONS DU CHOLÉRA PESTILENTIEL EN ASIE ET EN EUROPE,

DE 1817 A 1831.

ANNÉES.	INDOUSTAN.			TOTAL.	AUTRES RÉGIONS DE L'ASIE.			TOTAL.	TOTAL EN ASIE.	EUROPE, RUSSIE.	TOTAL GÉÉRAL.
	Présidence de Calcutta.	Présidence de Madras.	Présidence de Bombay.		Asie orientale.	Arabie, Perse.	Mésopotamie, Syrie.				
1817	32	»	»	32	»	»	»	»	32	»	32
1818	54	72	11	137	3	»	»	3	140	»	140
1819	25	19	8	52	10	2	»	12	64	»	64
1820	9	18	5	32	10	»	»	10	42	»	42
1821	19	19	6	44	9	8	3	20	64	»	64
1822	4	17	2	23	4	9	7	20	43	»	43
1823	4	11	1	16	10	2	17	29	45	3	48
1824	6	9	2	17	1	»	1	2	19	»	19
1825	11	»	10	21	2	»	1	3	24	»	24
1826	3	»	2	5	»	»	»	»	5	»	5
1827	13	4	»	17	2	»	»	2	19	»	19
1828	6	2	2	10	»	1	»	1	11	1	12
1829	4	4	»	8	»	4	»	4	12	1	13
1830	10	3	6	19	»	»	»	»	19	112	131
Totaux.	200	178	55	433	51	26	29	106	539	117	656

FIN.

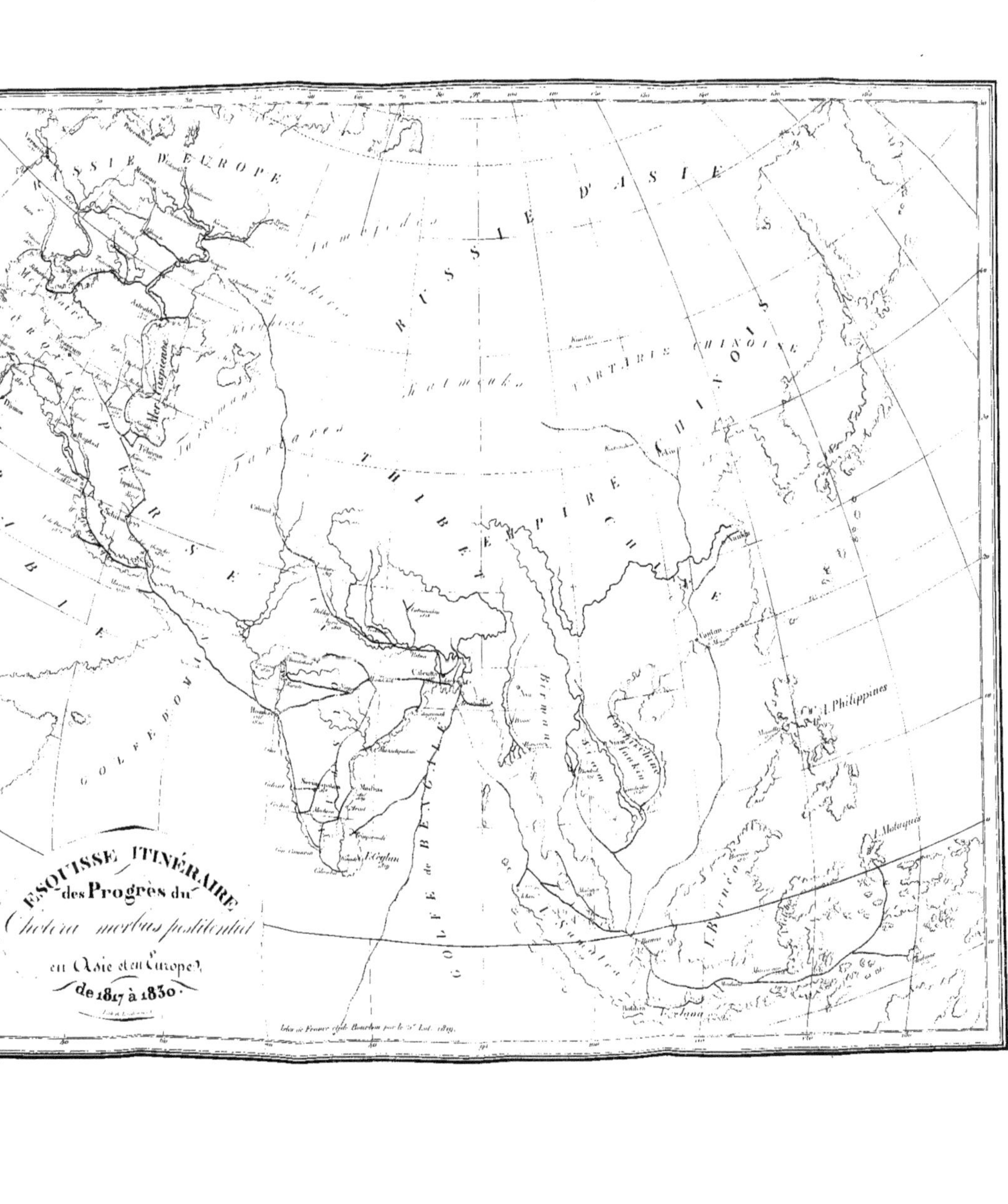

RUSSIE D'EUROPE
RUSSIE D'ASIE
TARTARIE CHINOISE
EMPIRE CHINOIS
THIBET
Mer Caspienne
PERSE
GOLFE DU BENGALE
Calcutta
Birman
Philippines
ESQUISSE ITINÉRAIRE
des Progrès du
Cholera morbus pestilentiel
en Asie et en Europe
de 1817 à 1830.